AF500081

BIBLIOTHÈQUE SCIENTIFIQUE CONTEMPORAINE

HYPNOTISME

DOUBLE CONSCIENCE

ET

Altérations de la Personnalité

BIBLIOTHÈQUE SCIENTIFIQUE CONTEMPORAINE

A 3 FR. 50 LE VOLUME

Nouvelle collection de volumes in-16, comprenant 300 à 400 pages, imprimés en caractères elzéviriens et illustrés de figures intercalées dans le texte.

Le somnambulisme provoqué. Études physiologiques et psychologiques, par H. Beaunis, professeur à la Faculté de Nancy, 1 vol. in-16 avec figures *(Deuxième édition)*.......................... 3 fr. 50

Magnétisme et hypnotisme. Exposé des phénomènes observés pendant le sommeil nerveux provoqué, avec un résumé historique du magnétisme animal, par le Dr A. Cullerre. 1 vol. in-16 avec 28 figures *(Deuxième édition)*.......................... 3 fr. 50

Hypnotisme, double conscience et altérations de la personnalité, par le Dr Azam, professeur à la Faculté de médecine de Bordeaux. 1 vol. in-16 avec figures.......................... 3 fr. 50

Le secret médical. Honoraires, mariage, assurances sur la vie, déclaration de naissance, expertise, témoignage, etc., par P. Brouardel, professeur à la Faculté de Paris. 1 vol. in-16.......................... 3 fr. 50

La coloration des vins par les couleurs de la houille. Méthode analytique et marche systématique pour reconnaître la nature de la coloration, par P. Cazeneuve, professeur à la Faculté de Lyon. 1 vol. in-16 avec 1 planche.......................... 3 fr. 50

Microbes et maladies, par J. Schmitt, professeur agrégé à la Faculté de Nancy 1 vol. in-16 avec 24 figures.......................... 3 fr. 50

Les abeilles. Organes et fonctions, éducation et produits, miel et cire, par Maurice Girard, président de la société entomologique de France. 1 vol. in-16, avec 30 figures et 1 planche coloriée *(Deuxième édition)*.......................... 3 fr. 50

Les pygmées des Anciens, d'après la Science moderne, les Negritos, ou pygmées asiatiques, les Negrillos ou pygmées africains, par A. de Quatrefages, professeur au Muséum, membre de l'Institut. 1 vol. in-16 avec figures.......................... 3 fr. 50

Nevrose et nervosisme. Hygiène des énervés et des névropathes, par le Dr A. Cullerre. 1 vol. in-16.......................... 3 fr. 50

La suggestion mentale et l'action des médicaments à distance, par MM. les Drs Bourru et Burot, professeurs de l'École de médecine de Rochefort. 1 vol. in-16.......................... 3 fr. 50

Le lait, Études chimiques et microbiologiques, par Duclaux, professeur à la Faculté des Sciences de Paris, et à l'Institut agronomique. 1 vol. in-16 avec figures.......................... 3 fr. 50

Sous les mers. Histoire des Explorations sous-marines, par le marquis de Folin, membre de la Commission des Dragages, 1 vol. in-16 avec figures.......................... 3 fr. 50

La galvanoplastie, par E. Bouant, agrégé des sciences physiques. 1 vol. in-16 avec figures.......................... 3 fr. 50

IMPRIMERIE ÉMILE COLIN, A SAINT-GERMAIN.

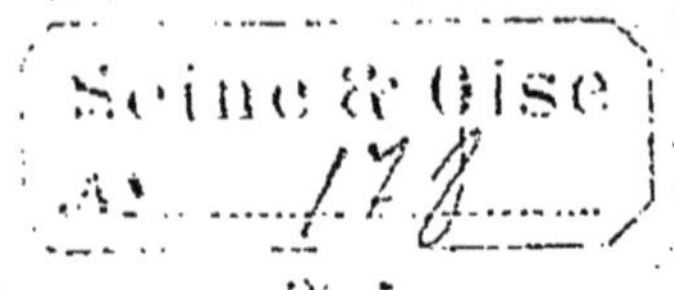

HYPNOTISME DOUBLE CONSCIENCE

ET

ALTÉRATIONS DE LA PERSONNALITÉ

PAR

LE Dr AZAM

Professeur à la Faculté de médecine de Bordeaux.
Correspondant de l'Académie de Médecine de Paris.
Etc., etc...

PRÉFACE

PAR LE PROFESSEUR J.-M. CHARCOT

MEMBRE DE L'INSTITUT

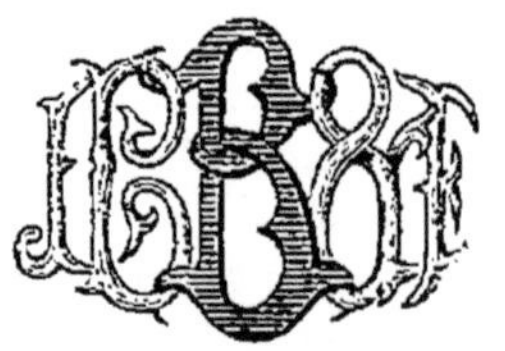

PARIS

LIBRAIRIE J.-B. BAILLIÈRE ET FILS

19, RUE HAUTEFEUILLE, près du boulevard Saint-Germain

—

1887

PRÉFACE

Aujourd'hui que l'hypnotisme est arrivé, grâce à l'application régulière de la méthode nosographique, à conquérir définitivement sa place parmi les faits de la science positive, il y aurait de l'injustice à oublier les noms de ceux qui ont eu le courage d'étudier cette question à un moment où elle était frappée d'une réprobation universelle. M. Azam a été l'un de ces initiateurs; le premier en France, il a cherché à contrôler par des expériences personnelles les résultats annoncés par Braid. Le hasard, il est vrai, lui fut favorable, en mettant entre ses mains des sujets d'expérience qui présentaient spontanément quelques-uns des phénomènes que Braid avait décrits. Mais combien de médecins, à la place de M. Azam, auraient passé devant ces faits intéressants sans s'y arrêter, soit par crainte d'être trompés par les jongleries d'une hystérique, soit par crainte de compromettre leur réputation dans des études discréditées, soit tout simplement par suite de cette paresse scientifique qui nous éloigne de tous les faits nouveaux et hors cadre?

Les recherches de M. Azam n'ont pas seulement un intérêt historique; l'analyse y retrouve la plupart des phénomènes somatiques et psychiques d'anesthésie, d'hyperesthésie, de contracture, de catalepsie, que nous avons appris depuis cette époque à produire à volonté, selon un déterminisme rigoureux, en nous adressant à une catégorie spéciale de sujets. Il n'est pas sans intérêt de remarquer à ce propos que, tant par le choix des sujets que par la nature des phénomènes produits, les expériences de M. Azam appartiennent à l'hypnose hystérique, c'est-à-dire à cette forme d'hypnose qui la première a pris place dans la science, et qui seule, aujourd'hui encore, se manifeste par des symptômes si caractérisés que les plus sceptiques ne peuvent douter de son existence. Aussi devons-nous, après avoir relevé la parenté des recherches de M. Azam avec celles de l'École de la Salpêtrière, convier notre éminent collègue à prendre part au succès d'une œuvre à laquelle il a contribué.

J. M. CHARCOT,

Membre de l'Institut.

1er Janvier 1887.

AVERTISSEMENT DES ÉDITEURS

Au moment où le monde savant s'occupe avec ardeur de la question de l'Hypnotisme et de tous les phénomènes qui ont pour origine le système nerveux, il nous a paru qu'il y avait intérêt et justice à remettre en lumière les travaux de M. le Dr Azam qui, suivant l'expression de M. le professeur Charcot, est l'un des initiateurs de cette étude.

M. le Dr Azam réunit ici les divers mémoires qu'il avait disséminés dans les recueils scientifiques, que l'on citait de tous côtés mais que personne ne possédait dans leur ensemble.

Il y a forcément dans ce volume quelques répétitions qui viennent de la façon dont le livre a été fait.

Mais cette insistance de la part de l'auteur, qui a fini par avoir raison du problème qui se posait devant lui, est une preuve de sa conviction profonde ; elle donne un intérêt de plus à ce travail, en initiant le public aux observations persévérantes que M. le Dr Azam continue depuis près de 30 ans.

J.-B. B. ET FILS.

10 Janvier 1887.

HYPNOTISME
DOUBLE CONSCIENCE

ET

Altérations de la Personnalité

I

LE SOMMEIL NERVEUX OU HYPNOTISME

L'*hypnotisme* est un moyen particulier de provoquer un sommeil nerveux, un somnambulisme artificiel, accompagné d'anesthésie, d'hyperesthésie, de catalepsie, et de quelques autres phénomènes portant sur le sens musculaire et l'intelligence.

L'origine de l'hypnotisme ou de pratiques

analogues se perd dans la nuit des temps et se retrouve dans tous les pays (1).

Qu'il me suffise de dire qu'un médecin anglais, Braid, en 1843, a simplifié son étude d'une façon singulière, en découvrant un procédé très simple pour le produire ; il l'a étudié avec soin, lui a donné le nom qu'il porte, et a fait un grand nombre d'expériences curieuses (2).

Mais, présentées sous une forme qui a pu éloigner les gens sérieux, ces études étaient tombées dans l'oubli. Plusieurs livres scientifiques, qui sont entre les mains des médecins en Angleterre, en Allemagne, en France, les avaient rappelées avec peu de détails, se contentant presque tous de reproduire une page du livre de Braid, dans laquelle le procédé est exposé succinctement (3).

Seulement, par une préoccupation d'esprit inexplicable, personne en France ne les avait

(1) Pour l'historique voir Figuier: *du Merveilleux dans les temps modernes*, Paris, 1860. — Cullerre, *Magnétisme et hypnotisme*, 2e édition, Paris, 1887.

(2) Braid, *Neurypnology or the rationale of nervous sleep.* London, 1843.

(3) Littré, *Dictionnaire de Médecine.* 10e édition, Paris, 1855.

répétées avec persévérance, pour voir les avantages qu'il était possible d'en retirer, et elles seraient encore dans l'oubli, si le hasard ne m'avait mis sur cette voie.

Comprenant toute l'importance de cette méthode au point de vue chirurgical et du secours qu'elle pouvait apporter à la physiologie et à la psychologie, je l'étudiai avec soin et patience, et ma conviction faite, je l'apportai à Paris, seul tribunal convenable pour la juger de haut comme elle méritait de l'être; et par l'intermédiaire de mes savants amis, MM. P. Broca et Verneuil, auxquels j'en fis l'exposé, elle a fait, il y a vingt-cinq ans, son entrée dans le monde scientifique.

I. — COMMENT J'AI ÉTÉ CONDUIT A L'ÉTUDE DE L'HYPNOTISME

Voici comment j'ai été conduit à cette étude.

Au mois de juin 1858, je fus appelé pour donner des soins à une jeune fille du peuple, Félida X... qu'on disait atteinte d'aliénation mentale, et qui présentait des phénomènes singuliers de catalepsie spontanée, d'anesthésie, d'hyperesthésie ; elle présentait en outre une intéressante lésion de la mémoire, sur laquelle je reviendrai (1).

Déjà, depuis plusieurs années, il m'avait été donné d'observer chez d'autres malades des phénomènes de ce genre, et ma curiosité était vivement excitée.

Peu disposé par la nature de mon esprit à

(1) Voyez plus loin, p. 63.

accepter le merveilleux les yeux fermés, je résolus d'étudier plus attentivement. Du reste, je dois le dire, je n'avais rencontré dans ces faits aucune des prétendues merveilles du magnétisme, mais j'avais compris comment avec eux il était facile d'en faire; j'y voyais des faits extraordinaires, mais qui dérivaient tous d'états morbides du système nerveux ou d'états physiologiques d'essence inconnue.

Comme beaucoup de gens sérieux, j'avais un principe : c'est qu'on ne doit pas rejeter sans examen ce qu'on ne comprend pas; la somme de nos connaissances physiologiques et psychologiques est loin de nous en donner le droit. Alors je me mis à examiner ces questions avec patience.

Un premier obstacle s'élevait devant moi ; je veux parler de l'évidente parenté de ces phénomènes avec ceux du magnétisme animal, et, je l'avoue, j'avais un vif éloignement pour une doctrine qui, si elle compte quelques adeptes convaincus et sérieux, a des exploiteurs sans vergogne. Cependant je savais, comme tous les médecins, que le somnambulisme provoqué existe réellement, et que pour être étudié comme il mérite de l'être, il ne lui manquait que d'être élevé à la hauteur de la science, d'où certains de ses enthousiastes l'avaient exclu.

D'autre part, depuis quelque temps, des hommes instruits et haut placés avaient publiquement étudié ces problèmes : ainsi la Société médico-psychologique avait, sur la proposition d'un de ses membres les plus distingués, Cerise, mis à l'ordre du jour les *névroses extraordinaires ;* une discussion longue et remarquable s'en était suivie, des faits nombreux, des arguments de toute espèce, avaient été échangés, et, comme d'usage pour les questions de cette nature, croyants et sceptiques étaient rentrés sous leurs tentes, plus fermes qu'auparavant dans leur conviction.

Mais revenons à notre malade.

Je racontai ce fait à divers confrères et je leur montrai la jeune fille : la plupart, comme je devais m'y attendre, considérèrent ces phénomènes morbides comme une jonglerie et me crurent le jouet d'illusions ou de tromperies ; seuls trois hommes éminents, après avoir vu

Félida X... avec moi, m'encouragèrent à étudier ces phénomènes et à faire quelques recherches : Parchappe, le célèbre aliéniste; Bazin, médecin en chef de l'asile public des femmes aliénées et professeur à la faculté des sciences de Bordeaux, et Élie Gintrac, directeur de l'École de médecine et correspondant de l'Institut.

Pour ces esprits d'élite, la science était à compléter en ce qui touche à l'étude si délicate des fonctions du cerveau et aucun fait ne devait être négligé.

Pour tous les autres, la science était faite, et tout ce qui est en dehors du cadre connu ne pouvait être que tromperie.

Bazin, homme d'une grande érudition, me dit que d'après Carpenter (1), un médecin anglais, Braid, avait découvert un moyen de reproduire artificiellement des phénomènes analogues à ceux que j'avais observés chez Félida X... Il me mit même entre les mains le livre de Braid (2) qui

(1) Carpenter, *Todd's cyclopedia of Anatomy*, article Sleep.

(2) Braid, *Neurypnology or the rationale of nervous sleep*. London, 1843.

était presque inconnu en France, et où l'hypnotisme est décrit. Bazin l'avait lu, mais il n'avait jamais essayé par lui-même de répéter les expériences de Braid.

Je les répétai, non sans avoir des doutes, je l'avoue, tant les résultats annoncés me paraissaient extraordinaires.

Au premier essai, après une minute ou deux de la manœuvre connue, ma jeune malade était endormie; l'anesthésie était complète, l'état cataleptique, évident. A la suite, survint une hyperesthésie extrême, avec possibilité de répondre aux questions, et autres symptômes particuliers du côté de l'intelligence. La réussite fut telle que je pouvais la souhaiter; cependant, comme cette jeune fille présentait spontanément et morbidement, pour ainsi dire, tous ces phénomènes, il était certain qu'elle devait être prédisposée.

Dans la même maison, était une autre jeune fille très bien portante; je la priai de se soumettre à l'essai, et après deux minutes au plus, les mêmes résultats furent obtenus, plus remarquables et plus complets peut-être.

Cette observation pouvant être considérée

comme un type, je vais la raconter avec quelques détails ; elle me servira à l'exposition du procédé et de ses résultats les plus généraux.

Mlle Marie X....., âgée de 22 ans, rue Arnaud-Miqueu, à Bordeaux, ouvrière en orfèvrerie, est grande et bien constituée, d'un tempérament nerveux, mais n'a jamais eu d'attaque de nerfs ; sa santé a toujours été bonne ; elle porte sur le visage les traces peu apparentes d'une ancienne paralysie faciale.

Assise sur une chaise ordinaire, je la prie de regarder une clef, un lancetier, un objet quelconque un peu brillant, placé à 15 ou 20 centimètres au-dessus de ses yeux.

Après un temps qui varie d'une minute et demie à trois minutes, jamais plus, ses pupilles ont des mouvements oscillatoires, son pouls s'abaisse, ses yeux se ferment, son visage exprime le repos ; immédiatement après, ses membres gardent les positions données, et cela avec une extrême facilité, pendant un temps que j'ai fait durer jusqu'à vingt minutes, sans la moindre fatigue. Elle a gardé plusieurs fois les bras en avant, les pieds élevés au-dessus du sol, assise seulement sur le bord d'une chaise, et je ne cessais l'expérience que lorsque j'y étais engagé par l'extrême accroissement du pouls. Chez elle, l'anesthésie dura de quatre à cinq minutes; j'ai rarement vu chez les autres sujets cette période aussi courte.

Voici les moyens employés pour m'assurer de l'insensibilité : pincements violents, ammoniaque sous le nez, barbes de plumes dans les narines, chatouillement de la plante des pieds, transpersion d'un pli de la peau par une aiguille, piqûre subite dans les épaules, etc.

Pendant la période d'anesthésie, survient celle d'hyperesthésie; je m'aperçois de son invasion par ceci : Mlle Marie X..... se rejette la tête en arrière, son visage exprime la douleur.

Interrogée, elle répond que l'odeur du tabac que je porte sur moi lui est insupportable. Le bruit de ma voix ou de celle des assistants, celui de la rue, le moindre son enfin, paraît affecter cruellement la sensibilité de l'ouïe; un contact ordinaire amène une certaine douleur, puis deux doigts placés, l'un sur la tête, l'autre sur la main amènent une forte commotion très douloureuse;

ma montre est entendue à une distance de 8 à 9 mètres, ainsi qu'une conversation à voix très basse.

Quelquefois la parole est impossible; une simple friction sur le larynx la rappelle immédiatement, et Mlle X..... parle, mais seulement quand elle est interrogée, et d'une voix plus faible qu'à l'état naturel et comme voilée. Une main nue est-elle placée à 40 centimètres derrière son dos, Mlle X..... se penche en avant et se plaint de la chaleur qu'elle éprouve; de même pour un objet froid et à même distance, et tout cela sans que je lui eusse jamais parlé de ces phénomènes décrits par Braid.

Un souffle d'air, une friction, font cesser la catalepsie sur un membre, sur un doigt; cet état revient en replaçant doucement le membre à sa place. Si, pendant la résolution, je l'invite à me serrer la main, et si en même temps je malaxe les muscles de l'avant-bras, ceux-ci se contractent, durcissent, et la force développée est au moins d'un tiers plus considérable qu'à l'état ordinaire.

Mlle X..... enfile rapidement une aiguille très

fine, et écrit très correctement, un gros livre étant placé entre ses yeux fermés et l'objet. Elle marche dans sa chambre sans se heurter; c'est ce qu'on a raconté déjà du fameux séminariste de Bordeaux. En un mot, le sens d'activité musculaire est hyperesthésié.

Si, pendant la période de catalepsie, je place les bras de Mlle X..... dans la position de la prière et les y laisse pendant un certain temps, elle répond qu'elle ne pense qu'à prier, qu'elle se croit dans une cérémonie religieuse; la tête penchée en avant, les bras fléchis, elle sent son esprit envahi par toute une série d'idées d'humilité, de contrition; la tête haute, ce sont des idées d'orgueil; en un mot, je suis témoin des principaux phénomènes de suggestion racontés par Braid et attestés par l'éminent physiologiste Carpenter (1).

Ces expériences, répétées un grand nombre de fois différentes et sur d'autres personnes, arrivent ordinairement au même résultat.

J'ai essayé fort peu, il est vrai, mais sans succès, les expériences de Braid sur ce qu'il nomme

(1) Todd's, *Cyclopedia of Anatomy*.

le *phréno-hypnotisme;* je n'ai pas vu qu'il fût possible, en pressant certaines parties du crâne de Mlle Marie X....., de lui suggérer les idées correspondantes aux protubérances phrénologiques. Ne croyant guère à la phrénologie, je n'ai pas été porté vers cette expérimentation.

Tels sont les principaux phénomènes que j'ai pu observer chez cette hypnotique, c'est la personne qui m'a offert l'ensemble le plus complet; c'est pour cela que je l'ai choisie comme type.

II. — PHÉNOMÈNES OBSERVÉS

Les phénomènes que j'ai observés le plus souvent chez les nombreux sujets sur lesquels j'ai expérimenté sont, par ordre de fréquence, la catalepsie, l'anesthésie, l'hyperesthésie, l'exaltation du sens musculaire, enfin les phénomènes psychiques.

Je suis parfaitement convaincu qu'en répétant souvent ces expériences sur des personnes qui n'offrent, en commençant, que les plus simples de ces manifestations, on peut arriver, dans un temps donné, à les produire toutes.

Chez la plupart des sujets, j'ai observé un fait bizarre : en soufflant sur un œil pendant que les membres sont en catalepsie, les membres du même côté tombent immédiatement dans la résolution.

Sur deux sujets, deux femmes, j'ai observé un état singulier qui a succédé à la période de catalepsie : c'est une résolution musculaire complète, absolue, avec conservation entière de l'intelligence; j'ai vu ces personnes glisser de leur chaise, et leurs muscles relâchés et sans force rappeler l'état du cadavre. Cet état n'a jamais duré plus de quatre ou cinq minutes, et s'est terminé spontanément comme il était venu.

Je montrai ces expériences à un assez grand nombre de médecins ; les uns n'y virent qu'une mystification dont j'étais victime, d'autres refusèrent de les voir. Quelques-uns, plus attentifs, en comprirent toute l'importance et furent convaincus, entre autres le professeur Élie Gintrac, A. Bazin, Parchappe, qui en fut vivement frappé; Ernest Godard, de Paris; Albert Lemoine, professeur de philosophie à la Faculté des lettres; M. Oré, professeur de physiologie à Bordeaux, qui les répéta immédiatement sur plusieurs personnes de sa famille et sur un moine dominicain avec le même succès.

Six mois après, Bazin parla de l'hypnotisme à la Société de médecine, et cita mes expériences, mais elles ne furent répétées par personne.

Cependant le continuais mes recherches sur d'autres personnes, et je réussissais souvent.

J'étais contraint, par la nature même du sujet, d'agir dans l'ombre comme un coupable, et dans un cercle restreint ; encore en transpirait-il quelque chose, et si mon caractère, heureusement bien connu, ne m'eût mis au-dessus du soupçon, le mot de *charlatanisme* eût été prononcé. Cependant, dans l'asile des femmes aliénées, j'avais expérimenté avec des succès divers, constatant, entre autres choses, qu'une des premières conditions est l'attention du sujet, difficile à fixer chez les aliénés. J'avais constaté aussi que, chez les épileptiques et les hystériques à convulsions, l'attaque était immédiatement provoquée par le strabisme convergent ; ce fait s'est présenté assez souvent à moi, et j'ai dû renoncer à ces expériences, au moins inutiles sur des malades.

Je ferai à ce sujet une courte digression : je suis convaincu qu'il existe d'une part entre les phénomènes cérébraux de l'attaque d'épilepsie ou d'hystérie, et peut-être d'autres états purement physiologiques, et d'autre part le strabisme convergent supérieur, une relation particulière encore inconnue.

Voici sur quoi je me fonde : dans l'attaque d'épilepsie, si on ouvre de force les paupières des malades, les yeux sont convulsés en haut et en dedans ; de même dans l'attaque d'hystérie et dans les attaques convulsives des enfants, de même enfin dans le sommeil physiologique.

Or, on l'a vu, en faisant convulser artificiellement les yeux en haut et en dedans, on provoque l'attaque d'épilepsie, l'attaque d'hystérie; on produit aussi un sommeil non physiologique, il est vrai, mais enfin un sommeil.

Quel curieux sujet d'études ! Dans une séance de la Société médico-psychologique à laquelle j'ai assisté, en 1859, M. Baillarger, après que j'eus exposé ce que je savais sur l'hypnotisme, nous a raconté les deux faits suivants :

Un enfant était atteint de vertiges épileptiques, et son père les reproduisait volontiers en lui faisant fixer de très près un objet quelconque. Ce fait s'est passé devant le savant aliéniste.

Il a donné de plus des soins à un jeune homme d'une éducation distinguée, qui ne pouvait fixer longuement un objet rapproché, les caractères d'un livre par exemple, sans voir se reproduire les attaques d'épilepsie auxquelles il était sujet.

Enfin nous avons eu à l'asile de Bordeaux une jeune épileptique des plus intéressantes, Henriette R..., qui nous venait de la Salpêtrière. Quand elle a eu une série d'attaques, elle devenait strabique; après quinze jours ou un mois de repos, ses yeux reprenaient leur position normale; rien qu'en la voyant de loin, nous savions qu'elle avait eu ses accès.

Je suis convaincu que la lecture de ces faits va réveiller les souvenirs d'un grand nombre de médecins qui ont observé des phénomènes analogues, et auxquels il ne manquait qu'un lien pour les réunir en faisceau.

Piorry a fait des remarques de ce genre, et adopté une théorie de l'attaque d'épilepsie basée sur les lésions de la rétine.

Mais revenons à nos expériences.

J'étudiai avec le plus grand soin ces phénomènes sur plusieurs personnes d'âge et de sexe différents, et je pus me convaincre que, sur beaucoup de points, Braid avait dit la vérité; que sur d'autres il l'avait singulièrement exagérée ; d'autre part, il me sembla, et la plupart des expérimentateurs sont aujourd'hui de cet avis, que la succession des périodes n'était pas rigoureusement celle que l'auteur anglais avait donnée; enfin que tout était à vérifier par soi-même.

Si j'ai donné plus haut l'observation qu'on a lue, c'est que je la considère comme un type qui réunit presque touts les phénomènes que j'ai observés; je ne doute pas qu'on ne puisse facilement en rencontrer de semblables, surtout en dirigeant convenablement les expériences sur des sujets qui auront été hypnotisés un assez grand nombre de fois. Il est donc évident que les sujets ne sont pas, surtout dans les premiers essais, affectés de la même manière.

En premier lieu, il est probable qu'on ne réussit pas aussi souvent sur les hommes que le dit Braid. Voici quelques-uns de ses chiffres : à Manchester, en séance publique, il réussit

10 fois sur 14 adultes ; à Rochester, 30 fois en une séance, 16 fois dans une autre, en présence de M. Herbert Mayo. Je dois dire que j'ai réussi, en petite proportion, sur les hommes adultes ; peut-être qu'avec de la patience et par d'autres procédés, on fera mieux que moi.

D'autre part, alors même que le sommeil est obtenu après un temps plus ou moins long, les phénomènes successifs varient en durée et en intensité. D'après Braid, il y aurait une succession presque constante dans l'ordre suivant : excitation, anesthésie, et pendant les deux, catalepsie. J'ai observé le plus souvent l'ordre contraire, et tous les médecins qui à Paris ont répété ces expériences l'ont observé comme moi. Cependant Trousseau (1), chez un petit garçon, a observé l'excitation d'emblée. Cette période existe du reste dans l'anesthésie chloroformique, et ne se montre pas toujours. Je crois que l'anesthésie, son intensité, sa durée même, sont en raison de l'intensité de la contraction des

(1) Trousseau, *Clinique médicale de l'Hôtel-Dieu*. 7e édition. Paris, 1885.

muscles de l'œil. Chez les malades qui sont très rapidement endormis, j'ai observé le plus souvent l'état de somnambulisme complet avec hyperesthésie.

La durée de la période anesthésique peut être très longue. Chez plusieurs malades, elle a duré jusqu'à une demi-heure, sans la moindre fatigue. Des exemples de longue anesthésie ont été observés par Velpeau, Follin, Natalis Guillot, Préterre, etc. Ce profond sommeil, quand on ne provoque pas une catalepsie inutile, est au contraire un repos qui, au dire des sujets (quand ils parlent), ne manque pas de charme.

III. — APPLICATIONS CHIRURGICALES

Au sujet de la période d'insensibilité, qui est la principale au point de vue de l'application pratique, je ferai quelques remarques qui me sont dictées par ce que je vois se passer autour de moi.

En premier lieu, je me défends d'avoir jamais prétendu que l'hypnotisme devait et pouvait remplacer complètement, et dès aujourd'hui, le choroforme.

Quand j'ai apporté à Paris et raconté le résultat de mes expériences sur cette anesthésie, il était constant pour moi qu'elle était applicable aux opérations ; mais il fallait l'étudier, et l'expérience dira les cas dans lesquels elle peut remplacer le précieux mais terrible agent dont on se sert aujourd'hui : le temps montrera si ces cas sont nombreux. Je n'admets pas qu'on puisse se passionner sur ces sortes de choses, et juger sans avoir vu et entendu. Le but est grand et d'une importance singulière, il mérite des recherches sérieuses. Je ne suis pas, grâce à Dieu, enthousiaste par nature, et ne cherche pas dans tout quelque chose ; mais il m'est permis d'espérer pour l'hypnotisme de sérieuses applications.

Ce moyen venant après le chloroforme, il semble qu'il doive être employé dans les mêmes conditions et de la même manière ; il semble qu'on n'ait, pour endormir les malades, qu'à remplacer l'éponge ou la compresse par un objet brillant. On ne réussit pas ! faut-il repousser et condamner le moyen ? N'est-il pas plus rationnel de baser un procédé sur la nature, l'essence même de l'agent qu'on emploie ? Ayant pour principale condition l'attention du sujet, le calme d'esprit, l'absence de bruit, l'hypnotisme, on le comprend, peut faire triste figure à l'amphithéâtre, au milieu de nombreux spectateurs, près des instruments, avec l'idée dominante d'une opération. Il faut vraiment que le chloroforme soit puissant et brutal, comme il l'est, pour terrasser les malades dans des conditions pareilles; encore cela n'arrive-t-il pas toujours.

On comprend ce qu'il y a à faire désormais : hypnotiser le malade plusieurs fois avant l'opération, pour s'assurer de son aptitude et de la durée de la période anesthésique; ne pas l'avertir du moment, agir dans le calme, éloigner les préoccupations violentes; enfin il n'est pas un chirurgien qui ne comprenne la conduite à suivre.

C'est long, me dira-t-on; le chloroforme est bien plus commode.

Je ne dis pas non; mais faisons-nous de la chirurgie pour nous ou pour nos malades ?

Il faut également y mettre une certaine persistance, éviter les mouvements de l'objet brillant; le moindre bruit peut distraire, surtout certains malades, dont le sens de l'ouïe s'exalte immédiatement.

Un médecin hypnotisé par M. Verneuil, et qui rend parfaitement compte de la période initiale, affirme que les mouvements de l'objet, ou un bruit même léger, retardent ou empêchent chez lui l'invasion du sommeil.

Du reste le nombre des hypnotisations faites au moment où j'écris est considérable, et chacun peut déjà contrôler ces données avec sa propre expérience.

IV. — DÉDUCTIONS PHYSIOLOGIQUES

L'hyperesthésie hypnotique présente un vif intérêt au point de vue de la physiologie; elle se montre d'une manière moins constante, quelquefois la première, le plus souvent après la torpeur.

Elle porte sur tous les sens, sauf la vue, mais surtout sur le sens musculaire, dont elle démontre l'existence d'une manière irréfragable. L'observation citée plus haut nous en offre des exemples remarquables.

L'ouïe atteint une telle acuité, qu'une conversation peut être entendue à un étage inférieur; les sujets mêmes sont très fatigués de cette sensibilité; leur visage exprime la douleur que leur fait éprouver le bruit des voitures, celui de la voix; le bruit d'une montre est entendu à 8 mètres de distance.

L'odorat se développe et acquiert la puissance de celui des animaux. Les malades se rejettent en arrière, en exprimant le dégoût pour des odeurs dont personne ne s'aperçoit autour d'eux. A-t-on touché de l'éther, ou fait une autopsie trois ou quatre jours auparavant, les malades ne s'y trompent pas. Quel est le médecin, j'en appelle à M. Briquet (1), qui n'a observé très souvent ces phénomènes spontanés chez des hystériques?

Si, derrière le malade, à 30 ou 40 centimètres de distance, on présente sa main ouverte ou un corps froid, le sujet dit immédiatement qu'il éprouve du froid ou du chaud, et cette sensation est si forte qu'elle devient pénible, et que le sujet cherche à l'éviter.

Il en est de même du goût.

Le sens musculaire acquiert une telle finesse, que j'ai vu se répéter devant moi les choses étranges racontées du somnambulisme spontané, et de beaucoup de sujets dits magnétiques.

(1) Briquet, *Traité de l'hystérie*. Paris, 1859.

J'ai vu écrire très correctement en interposant un gros livre entre le visage et le papier; j'ai vu enfiler une aiguille très fine dans la même position; marcher dans un appartement, les yeux absolument fermés et bandés : tout cela sans autre guide réel que la résistance de l'air, et la précision parfaite des mouvements, guidés par le sens musculaire hyperesthésié.

Du reste, si l'on veut y réfléchir, nous sommes entourés d'analogies.

Le pianiste joue la nuit, sans jamais se tromper de touche : et qui dira l'incommensurable fraction de mètre à mesurer sur la corde du violon entre la note fausse et la note juste, si imperturbablement obtenue par la pression du doigt de l'artiste?

La facile excitation de la contractilité musculaire dans l'état hypnotique est un des faits les plus faciles à vérifier. Les bras étant dans la résolution (et s'ils n'y sont pas, on obtient cet état par une simple friction prolongée), on prie le malade de serrer un objet quelconque, un dynamomètre, par exemple; si alors on malaxe les muscles avec les mains, on les sent se raidir, acquérir la dureté du bois, le sujet développe une force extraordinaire et sans accuser la moindre fatigue.

M. Verneuil a raconté à la Société de chirurgie une expérience faite sur lui-même. En fixant un objet éloigné en haut et en arrière, il peut se mettre dans un état qui n'est pas le sommeil hypnotique, car la conscience du monde extérieur persiste ; si alors il étend horizontalement le bras, il peut garder cette attitude pendant douze à quinze minutes, presque sans fatigue, et l'on sait que l'athlète le plus vigoureux peut à peine conserver la position dite *bras tendu* pendant quatre à cinq minutes.

Un médecin brésilien garda cette position, dans les mêmes conditions, pendant plus de vingt minutes.

Ainsi la fatigue ne paraît plus exister, les muscles s'oublient, leur conscience ordinaire est troublée, et l'équilibre normal de nos sens est rompu par une concentration cérébrale particulière.

Si nous voulions nous laisser entraîner sur le terrain des analogies, nous écririons de longues pages, mais je dépasserais le cadre que je me suis tracé.

Ne pense-t-on pas comme moi que la force du prétendu fluide magnétique et de ses merveilles, de la double vue, etc., est dans ces hyperesthésies et dans cet équilibre du sens musculaire détruit? Tous ces phénomènes, je l'ai déjà dit, anesthésie, hyperesthésie, catalepsie, désordres du sens musculaire, se montrent dans les maladies. L'hypnotisme permet de les reproduire artificiellement chez l'homme sain: c'est extraordinaire, c'est vrai; mais je n'y vois point de merveille. Or, comme un sujet hypnotisé peut conserver toute sa raison, et par suite les idées de fourberie, il pourrait attribuer à une double vue ou à n'importe quel agent mystérieux les prodiges que lui permettent de faire des sens singulièrement exaltés. Si les chiens pouvaient parler, ne serions-nous pas très portés à les croire, s'ils nous racontaient que c'est par la puissance d'un fluide mystérieux qu'ils peuvent reconnaître, dans la rue, les traces de leur maître, deux heures après son passage?

Je sais bien que les magnétiseurs disent qu'ils

font des choses beaucoup plus extraordinaires : je ne les ai point vues, on me permettra de garder le silence.

Je crois à ce que je raconte, parce que je l'ai étudié et réétudié, et je trouve cela bien suffisant. Du reste, je n'impose ma conviction à personne; bien au contraire, je demande qu'on ne me croie pas sur parole, et qu'on expérimente comme moi.

Je dirai quelques mots du phénomène de catalepsie; c'est le plus constant, il peut exister avec l'anesthésie comme avec l'hyperesthésie; l'on éprouve une émotion singulière à voir un cataleptique en hyperesthésie faire des efforts impuissants pour soustraire ses bras au plus léger contact, son oreille au bruit qui l'assourdit.

Il est le premier qui se produise, et il peut se montrer avant même l'anesthésie. Le fait curieux observé par M. Verneuil sur lui-même, démontre combien la contractilité musculaire est sous l'empire de l'état des yeux avant même que l'hypnotisme soit établi. Il peut s'accompagner de contracture partielle : je l'ai observé deux fois; M. Verneuil une fois, chez le medecin cité plus haut.

Cet état cataleptique atteint en général tous les muscles du corps, et il est possible de donner aux sujets les poses les plus étranges, sans qu'ils éprouvent aucune fatigue pendant quinze à vingt minutes, quelquefois plus longtemps.

Serait-ce là, comme le dit Braid, le secret de la statuaire grecque, qui connaissait le moyen de faire poser d'une façon parfaite d'excellents modèles? Cela est possible.

Il n'est du moins pas douteux que les poses des faquirs n'aient cette origine. Bernier raconte qu'ils arrivaient à cette sorte d'extase en regardant longtemps le bout de leur nez; de même pour les extases des moines du mont Athos, nommés *omphalo-psychiens*, parce qu'ils regardaient obstinément leur nombril.

Souvenons-nous des extases de sainte Thérèse, des convulsionnaires de Saint-Médard, des proscrits des Cévennes (1), etc.

M. Pouzin a raconté devant moi, à la Société

(1) Calmeil, *De la folie considérée sous le point de vue pathologique, historique et judiciaire.* Paris, 1845.

médico-psychologique, le fait d'une jeune hystérique de sa connaissance qu'il a trouvée plusieurs fois en catalepsie devant sa glace, dans les poses les plus bizarres; il se l'explique aujourd'hui.

Les malades peuvent entendre la voix, et l'état cataleptique des muscles du larynx, s'opposer à la phonation; une friction sur la partie antérieure du cou fait cesser cet état, et la parole reparaît.

Cette propriété remarquable de la friction ou du courant d'air froid pour faire cesser la catalepsie générale ou locale étonne par la rapidité de son action; M. T. Puel l'a découverte il y a plus de trente ans, bien après Braid, mais il n'était pas probable qu'il eût connaissance des travaux du médecin anglais. Dans un très remarquable travail, couronné par l'Académie (1), il raconte longuement l'observation d'une cataleptique spontanée: par hasard il découvrit que par une légère friction, il faisait cesser la catalepsie des mains, puis des muscles des membres

(1) Puel, *De la catalepsie* (*Mémoires de l'Académie de médecine*, 1856. Tome XX, page 409).

et du tronc ; enfin un jour il fit cesser l'accès en frictionnant les paupières, et éveilla la malade. Ce moyen lui servit à la guérir.

Chez la cataleptique spontanée qui a motivé mes recherches, j'ai observé le même phénomène et pratiqué les mêmes manœuvres avec succès ; mais la catalepsie n'était qu'un des accidents de sa maladie.

Nous avons vu, pendant la période d'anesthésie, le pouls s'abaisser singulièrement, sans cependant descendre aux caractères du pouls syncopal. Dans la catalepsie provoquée, il en est tout autrement : après quatre ou cinq minutes, le pouls s'accélère, les battements du cœur deviennent énergiques ; quelquefois les malades éprouvent de l'oppression ; il est alors prudent de mettre les membres au repos ou de faire cesser l'hypnotisme. Nous verrons tout à l'heure quels sont les phénomènes psychiques que cette catalepsie peut permettre de constater.

J'ai reconnu maintes fois qu'en frictionnant un œil on fait cesser la catalepsie de la moitié correspondante du corps.

Il est des sujets chez lesquels la catalepsie ne

paraît pas s'établir d'emblée, c'est-à-dire que les membres ne gardent pas immédiatement les positions données; il faut alors les prier, si du moins ils entendent, de faire un petit effort pour garder la position, et l'on voit cet effort devenir en quelque sorte constant et l'état cataleptique du membre élevé se produire. C'est dans Braid que j'ai pris l'indication de cette expérience.

Il arrive souvent que l'état cataleptique ne peut être produit que dans les membres supérieurs.

Un fait curieux est celui-ci : si, pendant cette période, l'opérateur place un doigt sur la main du sujet, l'autre doigt sur la face ou la tête, il se produit dans tout le corps du patient un frémissement douloureux en tout semblable à une vive commotion électrique. J'ai constaté ce fait sur six ou sept personnes, et je ne saurais trop engager à l'étudier.

L'action de l'électricité d'induction sur les sujets hypnotisés est un très intéressant sujet d'études; je les ai commencées, et j'en publierai les résultats quand mon opinion sera bien établie et mes conclusions arrêtées.

V. — PHÉNOMÈNES PSYCHIQUES

Nous arrivons maintenant au dernier ordre de phénomènes, ceux que je nommerai *psychiques*.

Dans ce sujet délicat, je mettrai de la réserve et ne citerai que ce que j'ai observé, toujours en priant ceux qui me liront de répéter par eux-mêmes avec patience quand ils auront un sujet convenable. J'ajouterai que Braid raconte (1) un très grand nombre de faits étranges, j'en ai vérifié quelques-uns ; pour d'autres, je n'ai pas réussi ; il en est d'autres enfin que je n'ai pas contrôlés ; il me manquait, pour diriger mes recherches, une foi plus robuste. Cette partie du sujet est donc celle qui demande le plus d'études nouvelles ; pour moi, comme pour

(1) Braid, *Neurypnology*, chapitre *Phréno-hypnotisme*.

tous, c'est la plus importante au point de vue psychologique, mais aussi la plus difficile, c'est celle, je le prévois, qu'on étudiera avec le plus d'ardeur.

La plus importante et la plus curieuse des découvertes de Braid, dit Carpenter (1), est la démonstration qu'il a faite du principe de la suggestion.

Par *suggestion*, Braid entend ceci : un sujet, dans l'état cataleptique, est placé dans une position donnée exprimant l'orgueil, l'humilité, la colère, etc. ; immédiatement ses idées seront portées vers ces sentiments, et cela avec une grande force ; son visage l'exprimera vivement, ainsi que ses paroles. Carpenter s'est convaincu de la vérité du fait ; je l'ai étudié avec le plus grand soin, et je puis ajouter mon témoignage à celui de l'éminent physiologiste.

Bien plus, l'idée d'une action limitée peut être suggérée ; ainsi les mains étant placées dans la position de grimper, de combattre, de lever un fardeau, de tirer à soi, l'idée de ces actions vient immédiatement et avec force ; bien mieux, les

(1) Carpenter, article *Sleep, Cyclopædia of Anatomy*.

deux bras étant placés dans la situation de porter deux seaux, j'ai vu une personne hypnotisée exprimer une grande fatigue du poids qu'elle disait porter. Je renvoie, pour plus de détails, à l'article de Carpenter et à Braid lui-même.

Les sensations extérieures ont sur les hypnotisés un très grand pouvoir; ainsi la musique provoque la danse d'une manière irrésistible; la musique douce fait verser d'abondantes larmes. Je n'ai pas eu occasion de vérifier ces assertions.

Le phréno-hypnotisme est, d'après Braid, la démonstration de la phrénologie par l'hypnotisme.

Ainsi il serait possible d'exciter les sentiments particuliers, les goûts, les idées, en pressant fortement sur les protubérances correspondantes du crâne du sujet hypnotisé. Braid cite un très grand nombre d'expériences dans lesquelles il a pu donner des idées de vol en pressant l'organe du vol ou de l'acquisivité; de combat, en pressant sur celui de la combativité, etc., et cela sur des sujets qui n'avaient en rien la notion de la phrénologie. Je suis arrivé seulement à amener une excitation du sens de l'odorat en frottant vivement le nez: mais je n'ai pas vérifié les phénomènes phrénologiques purement intellectuels; j'avoue que l'idée de jouer de l'intelligence comme d'un piano m'a paru étrange!

Tels sont les principaux phénomènes qu'il est possible d'étudier par cette méthode curieuse d'analyse, qui permet de reproduire artificiellement les états pathologiques les plus curieux du système nerveux et d'examiner les théories philosophiques sur la sensibilité et l'intelligence.

VI. — APPLICATIONS THÉRAPEUTIQUES

Quels sont les fruits que l'avenir retirera de la résurrection de ces études? Il est impossible dès aujourd'hui de le prévoir. Si l'on en croit l'auteur anglais, un grand nombre de malades pourraient être guéris par l'hypnotisme : il cite 65 observations de cure des maladies les plus diverses. Il est impossible au médecin sérieux de ne pas reconnaître dans ces faits la complaisance et l'enthousiasme de l'inventeur pour son œuvre ; on en jugera en les lisant.

Cependant une méthode qui amène à volonté l'anesthésie, l'hyperesthésie, qui peut contraindre à l'immobilité la plus absolue telle ou telle partie du corps, qui déprime ou excite à loisir la circulation, qui amène un sommeil calme et peut faire cesser, comme M. Puel et moi l'avons vu, la catalepsie spontanée, etc., une méthode pareille, dis-je, doit avoir un certain avenir thérapeutique, pourvu qu'elle soit expérimentée sans passion, dans le seul but de chercher la vérité.

Ici doit être posée une question importante : l'hypnotisme offre-t-il des dangers ?

Je crois que l'abus de ces manœuvres pourrait fatiguer le système nerveux, provoquer des attaques d'hystérie. Je ne crois pas prudent de les employer chez les épileptiques, chez ceux qui ont des maladies du cœur. Mais je n'ai jamais rencontré dans ma pratique, et Braid n'a jamais vu dans la sienne, la vie compromise par l'hypnotisme ; je n'ai même jamais observé de syncope.

Du reste, cette méthode ne doit pas sortir des mains des médecins : eux seuls savent en effet les contre-indications qu'elle peut avoir, et sauraient porter remède aux accidents nerveux qu'elle peut amener.

Tout l'avenir de l'anesthésie chirurgicale hypnotique est dans une expérimentation patiente et bien faite, et les opérations pratiquées aujourd'hui suffisent pour démontrer que l'insensibilité à la douleur peut être réalisée. Si cette pratique se généralise, ma joie sera grande d'avoir remis en honneur, en tirant Braid de l'oubli, un moyen qui puisse permettre de remplacer le chloroforme, ne fût-ce que pour les petites opérations.

VII. — DÉDUCTIONS PRATIQUES

Je terminerai par quelques remarques.

L'imitation a sur les phénomènes hypnotiques une influence non douteuse ; ils n'échappent pas à la loi qui régit un grand nombre de manifestations du système nerveux. La contagion du bâillement, celle de l'attaque d'hystérie, les épidémies de suicide et de démonomanie du moyen âge, les convulsionnaires, etc. (1), démontrent et au delà cette singulière loi. Une personne étant en hypnotisme, j'ai pu mettre dans le même état quatre ou cinq autres femmes à la fois, en les priant de regarder attentivement la première. Les magnétiseurs expliquent cela par un fluide : la contagion et l'imagination suffisent. Tous les

(1) Voyez Calmeil, *De la folie, considérée sous le point de vue pathologique, philosophique, historique et judiciaire.* Paris, 1845.

médecins ne savent-ils pas que lorsque dans une salle d'hôpital une femme a une attaque d'hystérie, il n'est pas rare d'en voir un grand nombre d'autres prises en même temps du même accident?

Il n'est pas douteux non plus que l'imagination excitée ne joue dans l'hypnotisme un certain rôle, moins grand peut-être que dans le somnambulisme provoqué, mais analogue.

Aujourd'hui, que l'exactitude du fait physique sur lequel est basé l'hypnotisme est reconnue, et qu'on sait l'importance du strabisme convergent supérieur, il surgit une quantité de faits observés en tous temps et en tous lieux, auxquels il ne manquait qu'un lien pour être réunis en faisceau.

Tels : en Grèce, les mystères d'Isis et du temple de Diane ; à Éphèse, les pythonisses ; à Rome, les incantations ; le sommeil sacré imposé par certains prêtres d'Afrique, sommeil qui n'est autre que l'hypnotisme au moyen d'un poignard : certains procédés de sorcellerie et de certaines paroles grossières. Chacun a entendu raconter des faits analogues.

En Franche-Comté, de tout temps, on a endormi les dindons en leur mettant une paille sur le bec ; un spirituel cultivateur, dans une lettre datée de sa basse-cour, a rappelé le fait à Velpeau. Dans le Midi, on endort les coqs et les poules par un procédé analogue.

On se rappelle l'oiseau de proie, qui, après avoir décrit des cercles au-dessus du gibier, s'arrête, immobile, battant des ailes, à 5 ou 6 mètres, et, après quatre ou cinq minutes, fond sur lui.

On en rapprochera avec raison certaines pratiques du magnétisme ; ses adeptes honnêtes et convaincus y verront avec plaisir l'explication d'un grand nombre de phénomènes attribués à un prétendu fluide et à des causes trop extraordinaires. Le merveilleux descendra ainsi du piédestal où l'ont placé l'enthousiasme irréfléchi des uns et l'industrialisme des autres, et beaucoup de ses phénomènes rentreront dans la science, d'où ils n'auraient jamais dû sortir.

Des faits pathologiques sont déjà venus se rattacher à l'hypnotisme. J'ai cité ceux de Baillarger, celui de Pouzin, et les idées de Piorry.

J'ajouterai celui-ci, très bizarre : Un des jeunes littérateurs les plus éminents de l'époque, devenu spontanément strabique, éprouvait une telle fatigue à fixer un point rapproché, que tout travail prolongé était devenu impossible. Le hasard lui fait découvrir qu'en couvrant un œil, il peut travailler de longues heures.

Je ne terminerais pas ce travail si je citais tous les faits qui surgissent autour de nous, pour aller se ranger autour de l'hypnotisme. Aujourd'hui la question est sur son véritable terrain : l'étude est faite par des hommes consciencieux et éclairés, les expériences sur l'homme et les animaux se comptent par centaines, les tentatives chirurgicales se multiplient, un grand nombre de faits nouveaux ont surgi pour attester l'importance et la vérité de ceux que j'ai racontés.

L'hypnotisme est-il le dernier mot de la science sur cette question? Je ne le pense pas. S'il est jusqu'ici le meilleur moyen de provoquer le sommeil nerveux chez un certain nombre de personnes, il n'agit pas indistinctement sur toutes. Il est à espérer qu'on découvrira un moyen sûr ou des moyens variés de provoquer chez tous ce sommeil, qui est encore dans l'ordre des faits physiologiques.

Nous l'avons dit plus haut, tous les états nerveux, qu'ils soient spontanés ou provoqués, physiologiques ou pathologiques, sont connexes, et l'hypnotisme est venu démontrer cette liaison aux yeux les moins clairvoyants. Le sommeil physiologique a pour pendant le somnambulisme spontané; celui-ci, le somnambulisme provoqué. La catalepsie et l'extase, reléguées parmi les curiosités médicales, l'hypnotisme les reproduit à souhait; les hyperesthésies, les anesthésies, l'excitation de la force musculaire, observées chez les hystériques, on les retrouve chez les hypnotisés de tout âge et de tout sexe; on retrouve chez eux la reproduction des phénomènes pathologiques, étudiés dans ces derniers temps comme des lésions de la conscience musculaire. Le sens musculaire exalté, chez l'hypnotisé, nous rend compte de certaines merveilles du somnambulisme spontané ou provoqué.

Et il n'est pas douteux pour nous que de même qu'il existe un somnambulisme naturel, dont les phénomènes sont reprocuits par le somnambulisme artificiel, il existe un hypnotisme naturel ; c'est-à-dire des états pathologiques qui réunissent la plupart des phénomènes de l'hypnotisme. La jeune cataleptique qui a provoqué mes recherches en est un exemple frappant. La malade de M. Puel, Mme D..., qu'il a guérie par un procédé emprunté, sans le savoir, à la pratique de l'hypnotisme en est un autre. Confusément rangés, jusqu'à ce jour, sous le titre *Hystérie*, tous ces états nerveux doivent être aujourd'hui séparés ; une seule chose est vraie, c'est que cette maladie propre aux femmes est le champ qui convient le mieux à leur développement naturel ou artificiel.

Aujourd'hui, l'hypnotisme démontrant leur existence, ils doivent quitter leur rang et leur nom de *curiosités morbides* et se classer dans la physiologie.

VIII. — SOMMEIL HYPNOTIQUE ET SOMMEIL MAGNÉTIQUE

Je me suis souvent préoccupé des différences qui pourraient exister entre le sommeil hypnotique et le sommeil magnétique.

Chez l'hypnotisé, on obtient une exaltation ou une dépression de la sensibilité ou du sens musculaire, pendant que l'intelligence reste à peu près à son état normal.

Chez les somnambules spontanés ou provoqués, l'intelligence peut être hyperesthésiée, pour ainsi dire, et certaines de ses fonctions, la mémoire, par exemple, acquérir une puissance considérable ou avoir des dépressions subites.

Ce fait, je le dirai en passant, a aussi sa reproduction pathologique.

Je rappellerai l'histoire bien connue d'une

jeune fille de 20 ans, hystérique et somnambule spontanée, qui parlait latin dans ses attaques. Or c'était une paysanne absolument ignorante, et comme les phrases qu'elle disait étaient empruntées à la liturgie, on criait au miracle ; un pèlerinage s'était même organisé, lorsqu'un médecin crut reconnaître dans ce latin des phrases du bréviaire ; il chercha dans les antécédents de la jeune fille, et il eut la certitude qu'à l'âge de 12 ans, elle avait été placée chez un vieux curé, qui avait l'habitude de lire tout haut son bréviaire devant elle. Ce latin n'était qu'une évocation étrange d'un souvenir ordinairement effacé.

Broca m'a cité un jeune somnambule, qui, placé chez un pasteur protestant, parlait, disait-on, hébreu ; c'était probablement de la même manière.

On comprend les étranges résultats que peut amener cette exaltation de la mémoire.

Or, si les magnétiseurs les reproduisent, cela ne tiendrait-il pas à ce que leurs procédés s'adressent plus particulièrement au moral qu'au physique ? Ils frappent l'imagination et imposent leur prétendue puissance ; aussi leur faut-il des sujets prédisposés, des malades impressionnables et croyants.

L'hypnotisme, au contraire, qui agit sur la généralité des gens, par un procédé d'abord physique ou mécanique, produit plus particulièrement des phénomènes sensoriaux d'un ordre moins élevé ; comme il agit moins sur l'intelligence, celle-ci est appelée à jouer un rôle moins marqué dans les phénomènes hypnotiques.

Je considère donc la différence des procédés comme devant amener une différence dans les états obtenus.

C'est une raison de plus pour moi de croire qu'on finira pour trouver un jour un moyen commode et facile *d'agir sur tous les hommes et à volonté, sur l'intelligence comme sur les sens :* il me semble que l'étude de l'hypnotisme y conduira.

De même que l'alchimie et ses pratiques ont été le berceau de la chimie, la thaumaturgie, la magie, les sciences occultes enfin, apporteront à la physiologie et à la philosophie une source précieuse d'études nouvelles dont il est impossible de prévoir l'étendue.

II

DÉDOUBLEMENT DE LA PERSONNALITÉ

OU

AMNÉSIE PÉRIODIQUE

Le sommeil et la mémoire sont les deux grandes inconnues de la biologie de l'homme ; le premier remplit cependant la moitié de sa vie, et sans la mémoire on ne saurait comprendre une existence intellectuelle.

Je n'aborderai pas ces problèmes; car pour en chercher la solution, il faudrait d'autres efforts que les miens.

Je vais seulement raconter l'histoire d'une jeune femme dont l'existence est tourmentée par une altération de la mémoire qui n'a pas d'analogues dans la science et qui lui donne une sorte de double personnalité ; de plus cette altération de la mémoire, par un de ses côtés, touche au sommeil.

Le lecteur voudra bien me prêter une attention soutenue ; car les mots dont j'ai à me servir étant des mots ordinaires que j'ai été contraint de détourner de leur acception, il en ressort forcément quelque obscurité.

I. — HISTOIRE DE FELIDA X... DE 1858 A 1877

Félida X... est née en 1843, à Bordeaux, de parents bien portants ; son père, capitaine dans la marine marchande, a péri quand elle était en bas âge, et sa mère, laissée dans une position précaire, a dû travailler pour élever ses enfants.

Les premières années de Félida ont été difficiles, cependant son développement s'est fait d'une façon régulière.

Vers l'âge de treize ans, peu après la puberté, elle a présenté des symptômes dénotant une hystérie commençante, accidents nerveux variés, douleurs vagues, hémorrhagies pulmonaires, que n'expliquait pas l'état des organes de la respiration.

Bonne ouvrière et d'une intelligence développée, elle travaillait à la journée à des ouvrages de couture.

Vers l'âge de quatorze ans et demi se sont montrés les phénomènes qui font le sujet de ce récit.

Sans cause connue, quelquefois sous l'empire d'une émotion, Félida X... éprouvait une douleur aux deux tempes et tombait dans un accablement profond, semblable au sommeil. Cet état durait environ dix minutes ; après ce temps et spontanément elle ouvrait les yeux, paraissant s'éveiller, et entrait dans le deuxième état qu'on est convenu de nommer *condition seconde* que je décrirai plus tard ; il durait une heure ou deux, puis l'accablement et le sommeil reparaissaient et Félida rentrait dans l'état ordinaire.

Cette sorte d'accès revenait tous les cinq ou six jours ou plus rarement ; ses parents et les personnes de son entourage, considérant le changement de ses allures pendant cette sorte de seconde vie et son oubli au réveil, la croyaient folle.

Bientôt les accidents de l'hystérie proprement

dite s'aggravèrent. Félida eut des convulsions, et les phénomènes de prétendue folie devinrent plus inquiétants ; je fus alors appelé à lui donner mes soins (juin 1858) ; car, étant médecin adjoint de l'asile public des femmes aliénées, il était naturel qu'on me demandât de traiter une maladie que l'on croyait mentale.

1. *Premières observations.*

Voici ce que je constate en octobre 1858.

Félida X... est brune, de taille moyenne, assez robuste et d'un embonpoint ordinaire ; elle est sujette à de fréquentes hémoptysies probablement supplémentaires ; très intelligente et assez instruite pour son état social, elle est d'un caractère triste, même morose, elle parle peu, sa conversation est sérieuse, sa volonté est très arrêtée et son ardeur au travail très grande. Ses sentiments affectifs paraissent peu développés. Elle pense sans cesse à son état maladif qui lui inspire des préoccupations sérieuses et souffre de douleurs vives dans plusieurs points du corps, particulièrement à la tête, le symptôme nommé *clou hystérique* est chez elle très développé.

On est particulièrement frappé de son air sombre et du peu de désir qu'elle a de parler; elle répond aux questions, mais c'est tout...

Examinée avec attention au point de vue intellectuel, je trouve ses actes, ses idées et sa conversation parfaitement raisonnables.

Presque chaque jour, sans cause connue ou sous l'empire d'une émotion, elle est prise de ce qu'elle appelle sa *crise ;* en fait elle entre dans son deuxième état; ayant été témoin des centaines de fois de ce phénomène, je puis le décrire avec exactitude, j'en ai parlé plus haut d'après ce qu'on m'avait raconté; je le décris actuellement d'après ce que j'ai vu.

Félida est assise, un ouvrage de couture à la main; tout d'un coup, sans que rien puisse le faire prévoir et après une douleur aux tempes plus violente qu'à l'habitude, sa tête tombe sur sa poitrine, ses mains demeurent inactives et descendent inertes le long du corps, elle dort ou paraît dormir, mais d'un sommeil spécial, car aucun bruit, aucune excitation, pincement ou piqûre ne saurait l'éveiller; de plus, cette sorte de sommeil est absolument subit. Il dure deux à trois minutes; autrefois il était beaucoup plus long.

Après ce temps, Félida s'éveille, mais elle n'est plus dans l'état intellectuel où elle était quand elle s'est endormie. Tout paraît différent. Elle lève la tête et, ouvrant les yeux, salue en souriant les personnes qui l'entourent, comme si elles venaient d'arriver; sa physionomie, triste et silencieuse auparavant, s'éclaire et respire la gaieté; sa parole est brève et elle continue, en fredonnant, l'ouvrage d'aiguille que dans l'état précédent elle avait commencé; elle se lève, sa marche est agile et elle se plaint à peine des mille douleurs qui quelques minutes auparavant la faisaient souffrir; elle vaque aux soins ordinaires du ménage, sort, circule dans la ville, fait des visites, entreprend un ouvrage quelconque, et ses allures et sa gaieté sont celles d'une jeune fille de son âge bien portante; nul ne saurait trouver quelque chose d'extraordinaire à sa façon d'être. Seulement son caractère est complètement changé ; de triste elle est devenue gaie et sa vivacité touche à la turbulence, son imagination est plus exaltée ; pour le moindre motif elle s'émotionne en tristesse ou en joie ; d'indifférente à tout ce qu'elle était, elle est devenue sensible à l'excès.

Dans cet état, elle se souvient parfaitement de tout ce qui s'est passé pendant les autres états semblables qui ont précédé et aussi pendant sa vie normale. J'ajouterai qu'elle a toujours soutenu que l'état, quel qu'il soit, dans lequel elle est au moment où on lui parle est l'état normal qu'elle nomme *sa raison*, par opposition à l'autre qu'elle appelle *sa crise*.

Dans cette vie comme dans l'autre, ses facultés intellectuelles et morales, bien que différentes, sont incontestablement entières, aucune idée délirante, aucune fausse appréciation, aucune hallucination. Félida est autre, voilà tout ; je dirai même que dans ce deuxième état, dans cette *condition seconde*, toutes ses facultés paraissent plus développées et plus complètes.

Cette deuxième vie, où la douleur physique ne se fait pas sentir, est de beaucoup supérieure à l'autre ; elle l'est surtout par le fait considérable que nous avons déjà indiqué, que pendant sa durée, Félida se souvient non seulement de ce qui s'est passé pendant les accès précédents, mais aussi de toute sa vie normale, tandis que, ainsi que je le redirai plus loin, pendant sa vie normale elle n'a aucun souvenir de ce qui s'est passé pendant ses accès.

Après un temps qui, en 1858, durait trois ou quatre heures, presque chaque jour, tout à coup la gaieté de Félida disparaît, sa tête se fléchit sur sa poitrine et elle retombe dans l'état de torpeur que nous avons décrit, — trois à quatre minutes s'écoulent et elle ouvre les yeux pour rentrer dans son existence ordinaire. — On s'en aperçoit à peine, car elle continue son travail avec ardeur, presque avec acharnement; le plus souvent c'est un travail de couture entrepris dans la période qui précède, elle ne le connaît pas, et il lui faut un effort d'esprit pour le comprendre. Néanmoins elle le continue comme elle peut, en gémissant sur sa malheureuse situation ; sa famille, qui a l'habitude de cet état, l'aide à se mettre au courant.

Quelques minutes auparavant elle chantonnait quelque romance, on la lui redemande, elle ignore absolument ce qu'on veut dire ; on lui parle d'une visite qu'elle vient de recevoir, elle n'a vu personne.

Je crois devoir préciser les limites de cette amnésie. — L'oubli ne porte que sur ce qui s'est passé pendant la condition seconde, aucune idée générale acquise antérieurement n'est atteinte, elle sait parfaitement lire, écrire, compter, tailler, coudre, etc..., et mille autres choses qu'elle savait avant d'être malade ou qu'elle a apprises dans ses périodes précédentes d'état normal.

Dès 1858, je l'avais remarqué et je l'ai vérifié dans ces derniers temps, sur l'invitation de MM. Liard, aujourd'hui directeur de l'enseignement supérieur au ministère de l'instruction publique, et Marion. Ces psychologues, qui ont bien voulu m'éclairer de leurs conseils, m'ont fait comprendre l'importance de ce caractère, car dans quelques faits célèbres du dédoublement de la vie, l'oubli portait sur toute la vie passée, y compris les idées générales. — Il en était ainsi de la dame américaine de Mac-Nish (1), laquelle à un moment donné, à la suite d'un sommeil spontané, oublia toute son existence antérieure, même ce qu'elle avait appris pendant cette existence, lecture, écriture, musique, et qui fut obligée de recommencer son éducation, jusqu'à ce qu'elle fut rentrée dans l'état normal, et que ces notions lui fussent revenues.

Physiquement Félida est une hystérique très caractérisée, elle a la boule épigastrique ; sa sensibilité tactile est altérée ; son goût, dans l'état normal, est détruit, car j'ai pu lui faire mâcher des pilules d'un goût détestable sans qu'elle y trouvât aucune saveur ; son odorat est diminué et nombre de points de son corps sont anesthésiques ; enfin, pour la moindre émotion, elle a des convulsions sans perte complète de la connaissance ; je n'insiste pas sur ce tableau si connu, il me suffira de dire que chez Félida

(1) Mac-Nish, *Philosophy of Sleep*. 1830, p. 215.

l'hystérie est certaine, et que les accidents singuliers qu'elle présente doivent être sous la dépendance de cette maladie générale.

A cette époque, s'est montré un troisième état qui n'est qu'un épiphénomène de l'accès. J'ai vu cet état seulement deux ou trois fois, et pendant seize ans son mari ne l'a observé qu'une trentaine de fois : étant dans sa condition seconde, elle s'endort de la façon déjà décrite, et au lieu de s'éveiller dans l'état normal comme à l'habitude, elle se trouve dans un état spécial que caractérise une terreur indicible ; ses premiers mots sont : « J'ai peur..., j'ai peur... » ; elle ne reconnaît personne, sauf le jeune homme qui est devenu son mari. — Cet état quasi délirant dure peu, c'est le seul moment où j'ai pu saisir chez elle des conceptions fausses.

J'aurais pu prendre pour des hallucinations de l'ouïe et de l'odorat certains états hyperesthétiques de ces sens, mais une étude attentive m'a démontré que l'exaltation seule de ses sens lui permettait d'entendre des conversations ou des bruits et de sentir des odeurs que personne dans son entourage ne pouvait percevoir ; —

l'histoire de l'hystérie est remplie de faits semblables ; je n'insiste pas.

Si j'avais pu avoir des doutes sur la séparation complète de ces deux existences, ils eussent été levés par ce que je vais raconter.

Un jeune homme de dix-huit à vingt ans connaissait Félida X... depuis son enfance et venait dans la maison ; ces jeunes gens, ayant l'un pour l'autre une grande affection, s'étaient promis le mariage.

Pendant sa condition seconde, elle s'abandonne à lui et devient grosse.

Dans sa période de vie normale elle l'ignore.

Un jour Félida plus triste qu'à l'ordinaire me dit, les larmes dans les yeux que « sa ma-« ladie s'aggrave, que son ventre grossit et « qu'elle a chaque matin des envies de vo-« mir ; » — en un mot, elle me fait le tableau le plus complet d'une grossesse qui commence ; elle me consulte sur les troubles physiologiques de sa grossesse, qu'elle prend pour des maladies.

Au visage inquiet de ceux qui l'entourent, j'ai des soupçons qui devaient être bientôt levés.

En effet, dans l'accès qui suit de près, Félida me dit devant ces même personnes :

« Je me souviens parfaitement de ce que je « viens de vous dire, vous avez dû facilement « me comprendre ; je l'avoue sans détours..., « je crois être grosse. »

Dans cette deuxième vie, sa grossesse ne l'inquiétait pas, et elle en prenait assez gaiement son parti.

Devenue enceinte pendant sa condition seconde, elle l'ignorait donc pendant son état normal et ne le savait que pendant ses autres états semblables.

Mais cette ignorance ne pouvait durer ; une voisine, devant laquelle elle s'était expliquée fort clairement et qui, plus sceptique qu'il ne convient, croyait que Félida jouait la comédie, lui rappela brutalement sa confidence après l'accès. Cette découverte fit à la jeune fille une si forte impression qu'elle eut des convulsions hystériques très violentes, et je dus lui donner mes soins pendant deux ou trois heures.

L'enfant, conçu pendant l'accès, a seize ans aujourd'hui ; nous en reparlerons plus loin.

A cette époque (1859), je racontai ce fait à divers confrères, et je commençai des recherches que je publiai (1) et qui occupèrent le monde savant. Ces recherches, signalées par Velpeau à l'Institut, ont été confirmées par Broca, Follin, Lasègue, MM. Verneuil, Alfred Maury, Baillarger, etc..., et ne sont tombées dans une sorte d'oubli que par suite de leur malheureuse analogie avec les pratiques justement décriées du magnétisme animal.

C'est sur Félida X... et particulièrement sur une de ses amies, Marie X... (2), que j'ai fait les expériences qui ont été la base de cette étude, laquelle, après Braid et nombre d'auteurs anciens, a établi l'action du strabisme convergent sur les fonctions cérébrales, tant chez l'homme que chez les animaux.

Pour ne pas sortir de mon sujet, je ne décrirai que ce que j'observai sur Félida X... en ce qui touche à l'hypnotisme.

Félida étant dans l'un de ses deux états et assise en face de moi, je l'invite à regarder at-

(1) *Archives générales de médecine,* Janv. 1860. Ce travail est reproduit page 9 du présent volume.

(2) Voyez p. 17.

tentivement un objet quelconque placé à 15 ou 20 centimètres au-dessus de ses yeux; après huit à dix secondes, elle clignote et ses yeux se ferment. Pendant quelques instants elle ne répond à aucune question, le sommeil dans lequel elle paraît être la séparant complètement du monde extérieur — de plus elle est anesthésique — après ce temps très court, elle répond aux questions posées et présente ce fait particulier, que dans ce somnambulisme provoqué et quel que soit son état au moment où elle a été endormie, elle est toujours dans l'état normal.

Alors elle présente les phénomènes ordinaires de ce somnambulisme, catalepsie, anesthésie, hyperesthésie de la peau, développement exagéré de l'odorat et du toucher, exaltation du sens musculaire, tous phénomènes très faciles à produire par le procédé indiqué même chez les animaux (poules, chats) et sur lesquels je n'ai pas à insister ici.

Le réveil se fait, avec la même facilité, par les moyens connus, la friction ou l'insufflation sur les paupières.

Si après avoir lu le livre de Braid (1), où sont rapportées nombre de cures, dans lesquelles j'ai peu de foi, j'ai provoqué chez ma malade le sommeil artificiel par les moyens qu'il recommande, c'était, je dois le dire, dans l'espérance de la guérir. Cet espoir a été déçu, car je n'ai amené chez elle aucune modification.

L'existence chez notre malade d'un phénomène spontané, la transition d'un état à l'autre, m'avaient fait naturellement songer à l'hypnotisme qui, de même que le somnambulisme, que tous connaissent, peut être spontané.

Les exemples n'en sont pas rares ; on en connaît un grand nombre, je n'en citerai que quelques-uns :

Au commencement de 1875, M. Bouchut (2) a observé dans son service une jeune fille qui tombait en somnambulisme avec catalepsie toutes les fois qu'elle travaillait à des boutonnières, ouvrage difficile qui exige une certaine attention et une grande fixité du regard.

(1) Braid, *Neurypnology*.

(2) Bouchut, *Traité pratique des maladies des nouveau-nés*, 8e édit., Paris, 1885, p. 273.

C'était une hystérique qui s'hypnotisait elle-même.

Je pourrais nommer un pasteur éminent de l'Église réformée qui s'endort à volonté pendant une demi-heure, en fermant les yeux et convulsant les globes oculaires en haut et en dedans. — Ici le phénomène est complètement à la discrétion de la personne.

Je ne tirerai aucune conséquence de ces faits. Ils paraissaient autrefois merveilleux. Tous aujourd'hui sont entrés dans la science.

Je viens de décrire l'état de Félida en 1858 et 1859. A la fin de cette dernière année, les phénomènes parurent s'amender, on me le dit, du moins; elle accoucha heureusement, nourrit son enfant.

2. *Je perds de vue Félida X...*

A ce moment, détourné par d'autres sujets d'étude, je la perdis complètement de vue; elle avait épousé le jeune homme dont nous avons parlé. Or ce jeune homme, très intelligent, a observé avec soin l'état de sa femme de 1859 à 1876. Ses renseignements remplissent la lacune de seize années qui existe dans mon observation directe.

Voici le résumé de ce qui s'est passé pendant ces seize années.

Vers l'âge de dix-sept ans et demi, Félida a fait ses premières couches, et pendant les deux années qui ont suivi, sa santé a été excellente, aucun phénomène particulier n'a été observé.

Vers dix-neuf ans et demi, les accidents déjà décrits reparaissent avec une moyenne intensité.

Un an après, deuxième grossesse très pénible, crachements de sang considérables et accidents nerveux variés se rattachant à l'hystérie, tels que accès de léthargie qui durent trois et quatre heures.

A ce moment et jusqu'à l'âge de vingt-quatre ans, les accès se sont montrés plus nombreux, et leur durée, qui a d'abord égalé celle des périodes d'état normal, commence à la dépasser. Les hémorrhagies pulmonaires qui ont duré jusqu'à ces derniers temps sont devenues plus fréquentes et plus considérables; Félida a été atteinte de paralysies partielles, d'accès de léthargie, d'extases, etc..., tous phénomènes dus, comme chacun sait, à l'hystérie qui domine son tempérament.

De vingt-quatre à vingt-sept ans, notre malade a eu trois années complètes d'état normal. Après ce temps, et jusqu'à 1865, c'est-à-dire pendant les six dernières années, la maladie a reparu avec la forme que je décrirai bientôt.

J'ajouterai que pendant ces seize années Félida a eu onze grossesses ou fausses couches (y compris les couches de 1859) pour deux enfants aujourd'hui vivants.

De plus, je dois signaler une particularité très importante.

La condition seconde, la période d'accès, qui en 1858 et 1859 n'occupait qu'un dixième environ de l'existence, a augmenté peu à peu de durée, elle est devenue égale à la vie normale, puis l'a dépassée pour arriver graduellement à l'état actuel où, comme nous allons le voir, elle remplit l'existence presque entière.

3. *Je retrouve Félida X...*

Dans les premiers mois de 1875, l'Académie de médecine de Belgique, saisie de la question *Louise Lateau*, chargea M. Warlomont de faire un rapport sur le sujet. Ce travail, très bien fait (1), insiste sur la réalité scientifique du phénomène dit *doublement de la vie, double conscience, condition seconde*, états qui peuvent être spontanés ou provoqués. M. Warlomont rappelle des faits célèbres, mais assez rares.

Je reconnus en ces faits les analogues de mon observation de 1858. Bien que dès cette époque j'en eusse apprécié l'importance, je ne l'avais pas publiée, la considérant comme trop isolée dans la science, ou comme trop en de-

(1) Warlomont, *Louise Lateau, Rapport médical sur la stigmatisée de Bois d'Haine*. 1875.

hors de la chirurgie que je professe à Bordeaux.

Je me mis donc à la recherche de Félida X... et je la retrouvai présentant les mêmes phénomènes qu'autrefois, mais aggravés.

Aujourd'hui Félida X.., a trente-deux ans, elle est mère de famille et dirige un magasin d'épicerie.

Elle n'a que deux enfants vivants; l'aîné, conçu, nous l'avons dit, pendant une période d'accès, a le tempérament nerveux de sa mère, très intelligent, excellent musicien. Il a des attaques de nerfs, sans perte complète de connaissance, et, après ces crises nerveuses, des terreurs inexplicables qui rappellent le troisième état que nous avons décrit. Évidemment cet enfant, qui a aujourd'hui seize ans, subit l'influence de l'hérédité morbide.

Au physique, Félida X... est amaigrie, sans avoir l'aspect maladif.

Dès mon arrivée, m'ayant reconnu, elle me consulte avec empressement sur les moyens de sortir de sa triste situation.

Voici ce qu'elle me raconte :

Elle est toujours malade, c'est-à-dire elle a

toujours des absences de mémoire qu'elle nomme improprement *ses crises*. Seulement ces prétendues crises, qui ne sont, après tout, que les périodes d'état normal, sont devenues beaucoup plus rares ; la dernière remonte à trois mois. Cependant l'absence de souvenir qui les caractérise lui a fait commettre de telles bévues dans ses rapports avec des voisins que Félida en a conservé le plus pénible souvenir, et craint d'être considérée comme folie.

Je l'examine au point de vue de l'intégrité de ses fonctions intellectuelles et je n'y rencontre aucune altération.

Cependant, dans ce qu'elle vient de me dire, je démêle aisément qu'elle se souvient très bien de ce qui s'est passé pendant ce qu'elle nomme *sa dernière crise*, et cette intégrité du souvenir me donne à penser. Il y avait lieu ; car le lendemain son mari, dont je reçois la visite, me dit que l'état dans lequel est actuellement Félida depuis plus de trois mois est l'état d'accès ou de condition seconde, bien qu'elle croie et soutienne le contraire. En effet, pour elle, aujourd'hui comme autrefois, l'état quelconque dans lequel elle se trouve est toujours l'état de *raison*, le souvenir que j'avais du passé m'avait donc déjà éclairé.

Seulement, depuis que je ne l'avais étudiée, les périodes d'état normal sont devenues de plus en plus rares et de plus en plus courtes, si bien que l'état de condition seconde occupe l'existence presque entière.

Dès ce jour, reconnaissant ce qu'avait de remarquable un état qui, durant seize années, modifiait si complètement la manière d'être, la personnalité de ma jeune malade, je l'étudiai presque chaque jour, avec le désir de publier son histoire.

Pour éviter des longueurs je ne relaterai que les faits principaux de mon étude, ceux du moins qui sont caractéristiques.

Le 21 juin, Félida, qui est évidemment dans l'état de condition seconde, me raconte qu'il y a quatre ou cinq jours, elle a eu dans la même journée trois ou quatre petits accès, d'une heure ou deux chacun; pendant ce temps, elle a complètement perdu le souvenir de son existence ordinaire, et pendant ces moments, elle est si malheureuse de cet état singulier, qu'elle pense au suicide. Elle était alors, dit-elle, certainement folle, car elle ignorait que je l'avais revue. Elle me supplie même, pour le cas où le hasard m'amènerait à un moment semblable, de faire comme si je la revoyais pour la première fois; une preuve nouvelle de son infirmité augmenterait son chagrin.

Elle reconnaît que, dans ces moments, son caractère se modifie beaucoup; elle devient, dit-elle, méchante, et provoque dans son intérieur des scènes violentes.

Averti par le souvenir du passé et par la grande habitude qu'a son mari de ces variations, il m'est très facile de reconnaître que Félida est dans l'état de condition seconde, bien qu'elle prétende le contraire.

Comme autrefois, en effet, sa parole est brève, son caractère décidé, son naturel relativement gai et insouciant; c'est bien la même gaieté qu'il y a seize ans, mais tempérée par la raison de la mère de famille.

Je crois devoir rapporter ici certains épisodes de l'existence de notre malade, racontés par elle.

Ils donneront de son état une idée excellente et complète.

Pendant l'été de 1874, à la suite d'une émotion violente, elle a été prise de ce qu'elle nomme à tort *une crise,* qui a duré plusieurs mois sans interruption, et pendant laquelle elle a, suivant l'usage, perdu le souvenir. En effet, son mari m'avait dit qu'elle avait eu à cette époque une période d'état normal si parfaite et si longue qu'il avait espéré la guérison.

Il y a deux ans, étant dans son état ordinaire (c'est-à-dire en condition seconde), elle revenait en fiacre des obsèques d'une dame de sa connaissance; au retour, elle sent venir la période qu'elle nomme *son accès* (état normal), elle s'assoupit pendant quelques secondes, sans que les dames qui étaient avec elle dans le fiacre s'en aperçoivent, et s'éveille dans l'autre état, ignorant absolument pourquoi elle était dans une voiture de deuil, avec des personnes qui, selon l'usage, vantaient les qualités d'une défunte dont elle ne savait pas le nom. Habituée à ces situations, elle attendit; par des questions adroites, elle se fit mettre au courant, et personne ne put se douter de ce qui s'était passé.

Il y a un mois, elle a perdu sa belle-sœur à la suite d'une longue maladie. Or, pendant les quelques heures d'état normal dont j'ai parlé plus haut, elle a eu le chagrin d'ignorer absolument toutes les circonstances de cette mort ; à ses habits de deuil seulement, elle a reconnu que sa belle-sœur qu'elle savait malade avait dû succomber.

Ses enfanls ont fait leur première communion pendant qu'elle était en condition seconde ; elle a aussi le chagrin de l'ignorer pendant les périodes d'état normal.

Je dois noter entre la situation ancienne de notre malade et son état actuel une certaine différence : autrefois Félida perdait entièrement connaissance pendant les courtes périodes de transition ; cette perte était même si complète qu'un jour, en 1859, elle tomba dans la rue et fut ramassée par des passants. Après s'être éveillée dans son autre état, elle les remercia en riant, et ceux-ci ne purent naturellement rien comprendre à cette singulière gaieté.

Aujourd'hui il n'en est plus de même : cette période de transition a peu à peu diminué de longueur, et bien que la perte de connaissance soit aussi complète, elle est tellement courte que Félida peut la dissimuler en quelque lieu qu'elle se trouve. Cette période a la plus grande analogie avec ce qu'on nomme en médecine *le petit mal*, qui est la plus petite des attaques d'épilepsie ; toutefois, avec cette différence que le petit mal est la plupart du temps absolument subit; tandis que certains signes, à elle connus, tels qu'une pression aux tempes, indiquent à Félida la venue de ces périodes.

Voici ce qui se passe. Dès qu'elle les sent venir, elle porte la main à la tête, se plaint d'un éblouissement, et après une durée de temps insaisissable, elle passe dans l'autre état. Elle peut ainsi dissimuler ce qu'elle nomme *une infirmité*. Or, cette dissimulation est si complète, que dans son entourage son mari seul est au courant de son état du moment. L'entourage ne perçoit que les variations de caractère qui, je dois le dire, sont très accusées.

Nous insisterons sur les variations que

Félida signale elle-même avec la plus grande sincérité.

Dans la période d'accès ou de condition seconde, elle est plus fière, plus insouciante, plus préoccupée de sa toilette; de plus, elle est moins laborieuse, mais beaucoup plus sensible; il semble que dans cet état elle porte à ceux qui l'entourent une plus vive affection.

Ces différences avec l'état normal sont-elles dues à ce que, dans ce dernier état, elle perd le souvenir, tandis que dans la condition seconde elle le recouvre; cela est probable. Nous y reviendrons plus tard.

Quelques jours après, le 5 juillet, je suis frappé en entrant chez Félida, de sa physionomie triste; elle me salue cérémonieusement et paraît s'étonner de ma visite.

Son allure me frappe, et je pressens qu'elle est dans une période d'état normal; pour en avoir la certitude, je lui demande si elle se souvient de la dernière fois où nous nous sommes vus.

« Parfaitement, répond-elle. Il y a environ « un an, je vous ai vu montant en voiture sur

« la place de la Comédie, je crois que vous ne « m'avez pas remarquée. Je vous ai vu d'autres « fois, mais rarement, depuis l'époque où vous « veniez me donner des soins avant mon ma- « riage. »

La chose était certaine. Félida était dans l'état normal, car elle ignorait ma dernière visite faite, on s'en souvient, pendant la condition seconde. Je l'interroge, et j'apprends qu'elle est dans *sa raison* (elle dit juste aujourd'hui) depuis le matin à huit heures. Il est environ trois heures de l'après-midi.

Profitant d'une occasion, difficile peut-être à retrouver, je l'étudie avec soin. Voici le résumé de mes observations :

Félida est d'une tristesse qui touche au désespoir, et m'en donne les motifs en termes éloquents. Sa situation est, en effet, fort triste, et chacun de nous, faisant un retour sur lui-même, peut aisément comprendre ce que serait aujourd'hui sa vie, s'il supprime par la pensée le souvenir des trois ou quatre mois qui précèdent. Tout est oublié, ou plutôt rien n'existe, affaires, circonstances importantes, connaissances faites, renseignements donnés, c'est un feuillet, un chapitre d'un livre violemment arraché, c'est une lacune impossible à combler.

Le souvenir de Félida n'existe, nous le savons, que pour les faits qui se sont passés pendant les conditions semblables, les onze couches, par exemple. Je ferai ici une remarque qui a son importance. Onze fois Félida a été mère. Toujours cet acte physiologique de premier ordre, complet ou non, s'est accompli pendant l'état normal.

Je lui demande à brûle-pourpoint la date de ce jour. Elle cherche et se trompe de près d'un mois.

Je lui demande où est son mari; elle l'ignore, ne sait pas à quelle heure il l'a quittée, ni ce qu'il a dit en la quittant. Or à huit heures, l'état normal était survenu, et il était sorti un quart d'heure auparavant.

On lui avait donné un petit chien, qui s'habitua à elle et la caressait chaque jour. Après quelque temps, survient une période de vie normale; à son réveil dans cette vie, ce chien la caresse; elle le repousse avec horreur, elle ne le connaît pas, elle ne l'a jamais vu; c'est un chien errant entré par hasard chez elle.

Cependant les allures de l'animal indiquent qu'il est dans la maison depuis longtemps.

Je n'aurais que le choix sur les circonstances du même ordre ; mais les exemples qui précèdent sont, je crois, suffisants.

En dehors de ces modifications qui résultent directement de l'absence du souvenir, je note d'autres différences entre l'état normal et la période d'accès.

Les sentiments affectifs ne sont plus de la même nature. Félida est indifférente et manifeste peu d'affection pour ceux qui l'entourent; elle se révolte devant l'autorité naturelle qu'a son mari sur elle.

« Il dit sans cesse : *je veux*, dit-elle, cela ne « me convient pas ; il faut que dans mon autre « état je lui aie laissé prendre cette habitude. « Ce qui me désole, ajoute-t-elle, c'est qu'il « m'est impossible d'avoir rien de caché pour « lui, quoique en fait je n'aie rien à dissimuler « de ma vie. Si je le voulais, je ne le pourrais « pas. Il est bien certain que, dans mon autre « vie, je lui dis tout ce que je pense. »

De plus, son caractère est plus hautain, plus entier.

Ce qui la touche particulièrement, c'est l'incapacité relative qu'amènent ses absences de mémoire, surtout en ce qui touche son commerce.

« Je fais des erreurs sur la valeur des denrées « dont j'ignore le prix de revient, et suis con- « trainte à mille subterfuges, de peur de passer « pour une idiote. »

Trois jours après, son mari me raconte que l'état de raison complète dont je viens de parler a duré de huit heures du matin à cinq heures de l'après-midi : depuis ce moment, elle est dans la condition seconde pour un temps dont il ne saurait prévoir la durée. Il ajoute un détail intéressant :

Il est plusieurs fois arrivé que, s'endormant le soir dans son état normal, elle s'est éveillée le matin dans l'accès, sans que ni elle ni lui en aient conscience : la transition a donc eu lieu pendant le sommeil.

On sait que certaines attaques d'épilepsie ont aussi lieu pendant le sommeil, et que les malades ou le médecin ne s'en peuvent douter que par l'extrême fatigue que ressent le malade au réveil. Il est même des épileptiques qui n'ont jamais eu d'attaques pendant la veille, et qui, par suite, ne sauraient avoir conscience de leur situation.

A cette époque, les périodes d'état normal ne duraient que deux ou trois heures au plus et se représentaient tous les deux à trois mois. Les conditions secondes duraient environ deux ou trois mois contre des intervalles d'état normal de douze à quinze heures.

Cette situation ne s'est pas maintenue.

Pendant les mois de novembre et décembre 1875, chaque jour et à des heures indéterminées s'est montrée une période d'état normal de quelques minutes à une demi-heure de durée.

En janvier 1876 les intervalles grandissent, et dans les trois ou quatre mois qui suivent, ils arrivent jusqu'à vingt-cinq jours contre deux ou trois heures d'état normal.

En septembre 1877, Félida n'avait pas eu de période de vie normale depuis environ deux mois et demi, et la dernière n'avait duré que trois heures. Du reste, rien de changé dans les caractères respectifs des deux états ; cependant le désespoir que lui cause cette amnésie est devenu si grand que, pendant une de ses dernières périodes de vie normale, Félida a cherché à se suicider. Je ne l'ai appris que plus tard.

Cette pénible disposition d'esprit doit fortement influer sur son caractère et accuser plus encore les différences que celui-ci présente dans les deux états.

Félida revient à l'état déjà décrit dans lequel la condition seconde durait trois et quatre mois contre douze à quinze heures d'état normal, souvent moins.

Plus que jamais, Félida est impressionnable et souffre de mille douleurs.

Ici, bien que les phénomènes que je vais décrire touchent plus particulièrement à l'hystérie proprement dite, je les dirai vu leur singularité.

Félida perd des quantités de plus en plus notables de sang par la muqueuse de l'estomac ou de l'œsophage. Il s'écoule lentement de sa bouche pendant son sommeil. Alors, je le dis en passant, elle rêve qu'elle est à l'abattoir ou qu'elle voit égorger quelqu'un.

Une fois, pendant la nuit, sans blessure d'aucune sorte, il s'est écoulé, par exsudation, de la partie supérieure de la tête une notable quantité de sang. — Elle a des saignements de nez d'une seule narine, la gauche. Spontanément, une moitié de sa face rougit; elle présente aussi des congestions limitées éparses sur les membres du même côté, et ces points rougis donnent une vive sensation de chaleur, presque de brûlure. Ces sensations s'accompagnent d'un gonflement local quelquefois si marqué, qu'un jour Félida étant dans la rue, le gant qui recouvrait sa main gauche en a craqué.

Du côté des sens, on observe aussi des phénomènes singuliers. Félida est très souvent sourde de l'oreille gauche; son odorat est presque oblitéré, sauf pour l'odeur du sang, qu'elle perçoit mieux que tout autre. Son goût est presque nul.

La prédominance des accidents du côté gauche n'a rien d'extraordinaire ; elle est de règle dans l'hystérie; on ignore encore pourquoi.

On voit combien ces faits viennent à l'appui de la pensée que nombre de phénomènes de nature hystérique sont sous la dépendance immédiate de la circulation capillaire. Que sont, en effet, ces hémorrhagies, ces gonflements ? Ce sont des états passifs, ce sont les effets d'une paralysie momentanée des tuniques des capillaires. Ceux-ci se laissant distendre outre mesure par l'impulsion du cœur, le sang transude au travers de leurs parois ; par suite il suinte des muqueuses et rougit ou gonfle les parties du corps recouvertes de peau.

J'ai interrogé Félida sur un point que j'avais jusqu'à ce jour négligé, sur son sommeil.

Félida dort comme tout le monde et au moment ordinaire ; du reste, il en est de même de la plupart des somnambules. Pour peu qu'il soit complet, le somnambulisme est en général surajouté à la vie ordinaire. Félida n'échappe pas à l'usage.

Seulement son sommeil est toujours tourmenté par des rêves ou par des cauchemars ; de plus, il est influencé par des douleurs physiques ; ainsi, elle rêve souvent d'abattoirs et d'égorgements, nous avons dit pourquoi. Souvent aussi elle se voit chargée de chaînes ou liée avec des cordes qui brisent ses membres. Ce sont ses douleurs musculaires ordinaires qui se transforment ainsi.

Comme par le passé, la courte période de transition a lieu indifféremment pendant la veille ou pendant le sommeil, si bien que, s'endormant le soir dans un état, Félida s'éveille dans l'autre, sans avoir eu conscience de l'instant du passage.

Il y aurait intérêt à savoir si ce passage a lieu au moment où Félida s'endort ou s'éveille, ou pendant le sommeil lui-même ; aussi, d'après le désir de M. Victor Egger, lequel étudie à fond la question du *sommeil*, j'ai donné au mari de cette jeune femme les indications nécessaires pour rechercher ce point d'observation.

Dès aujourd'hui, je puis dire qu'il y a peu de jours Félida a été prise, au milieu de la nuit, pendant le cours du sommeil, d'une période d'état qui a duré trois quarts d'heure. Son mari l'a constaté. Il a aussi constaté une fois de plus l'insensibilité absolue pendant les deux courtes périodes de transition.

Cette période de transition a une importance considérable ; je le reconnais aujourd'hui mieux qu'au début de mes observations. — Analogue au sommeil, elle est bien loin d'être le sommeil lui-même. Bien qu'elle soit actuellement de très courte durée, presque insaisissable par suite de l'habitude avec laquelle Félida la dissimule, elle n'en a pas moins conservé son principal caractère : la perte de connaissance. — Elle est comme une *petite mort*, et peut être parfaitement comparée à l'état que les médecins connaissent sous le nom de *petit mal* qui n'est qu'une très petite attaque d'épilepsie; si la durée de ces accès ou de ces périodes est réduite à quelques secondes, leur importance et leur gravité n'en sont pas moindres.

M. Victor Egger m'a aussi suggéré la pensée de faire sur Félida des observations sur un autre point.

On sait quel rôle jouent les habitudes dans l'existence. Félida conserve-t-elle, pendant ses courtes périodes d'état normal, alors qu'elle paraît avoir tout oublié, des habitudes acquises pendant la condition seconde ? — Cette étude est difficile, presque impossible, vu l'âge de Félida qui a son existence faite. — Je l'essaie cependant en tâchant de lui donner quelque habitude nouvelle. — Un exemple me fera comprendre ; chacun de nous monte sa montre le matin ou le soir, c'est une habitude, place sa canne ou son parapluie toujours dans le même lieu ; c'est une habitude. — Si donc on donnait à Félida, pendant sa condition seconde, quelque objet d'un usage fréquent ou quotidien, et qu'elle s'en servît pendant les trois ou quatre mois que dure l'une de ces périodes, on verrait si, malgré l'amnésie, il n'y a pas, pendant l'état normal, répétition inconsciente du même acte.

Si dès aujourd'hui je ne suis pas en mesure de répondre, je puis cependant dire que j'ai acquis la certitude que pendant la courte période d'état normal Félida a oublié les heures de repas ; or, prendre sa nourriture chaque jour à la même heure pourrait être une habitude.

Il ne sera cependant pas impossible qu'elle se souvînt des heures où elle faisait ses repas, pendant les courtes périodes d'état normal précédent; seulement, ces périodes sont courtes et lointaines.

Si, dans le premier temps de la maladie, les deux états présentaient une grande différence au point de vue des manifestations hystériques, cette différence est aujourd'hui très diminuée. En effet, Félida présente en tout état les phénomènes de la diathèse qui domine sa vie. Tout ce qu'on peut dire, c'est qu'elle souffre beaucoup moins dans l'état second que dans l'état premier. Du reste, dans les premiers temps, les conditions secondes étaient très courtes, les phénomènes hystériques n'avaient pour ainsi dire pas le temps de s'y montrer, tandis qu'aujourd'hui, ces périodes constituant la vie presque entière, ils s'y manifestent à leur aise.

Dans les lignes qui précèdent (1), je n'ai dit que quelques mots d'un troisième état, d'une

(1) Voyez page 72.

troisième condition qui ressemble à un accès d'aliénation mentale, j'y dois insister, cet état s'étant montré plus souvent dans ces deux dernières années.

Étant en condition seconde, Félida, si elle éprouve une grande émotion, est prise d'une période de transition ordinaire, et au lieu d'entrer comme d'habitude dans l'autre condition, s'éveille dans un état mental, particulier, caractérisé par une peur excessive.

Elle ne reconnaît que son mari, encore à peine, a des hallucinations terrifiantes de l'ouïe et de la vue, voit des fantômes, des égorgements. Sa peau devient hypéresthétique. — C'est un désordre complet.

Elle est, me dit son mari, comme folle.

Cet état dure d'une demi-heure ou trois quarts d'heure, à deux ou trois heures, revient tous les trois à quatre mois, et cesse comme il a commencé, par une période de transition après laquelle Félida se retrouve dans sa condition seconde, si bien qu'on peut dire qu'il est comme un accident de cette condition et qu'il lui est surajouté.

Si je note avec soin ce troisième état, ce n'est pas que j'aie la pensée de lui chercher une explication, c'est une simple constatation qui pourra plus tard être utile, si, comme j'en ai la confiance, les médecins observateurs veulent bien ne pas laisser perdre les faits semblables à celui que je viens de raconter.

II. — RÉFLEXIONS

Je crois devoir ajouter à l'exposé de ce fait quelques réflexions qui aideront peut-être à l'interpréter.

1°. *Comment caractériser l'état de Félida X...*

Présente-t-elle un dédoublement de la personnalité, un doublement de la vie? Est-ce un cas de double conscience? ou présente-t-elle une altération de la mémoire qui ne portant que sur la mémoire seule laisse intactes les autres facultés de l'esprit?

Si, en quelque état qu'elle soit, on demande à Félida ce qu'elle pense d'elle-même, elle ne croit et n'a cru à aucun moment de sa vie être une autre personne, elle a parfaitement la conscience qu'elle est toujours semblable à elle-même, elle ne répond donc pas à la définition de M. Littré qui dit :

« La double conscience est un état dans lequel le patient, ou bien a la sensation qui est double, ou bien, sans avoir connaissance de sa duplicité, a deux existences qui n'ont aucun souvenir l'une de l'autre et s'ignorent respectivement (1). »

Félida n'a pas cette sensation, et dans l'une de ses existences elle a le souvenir parfait de ses deux vies.

Elle ne croit pas non plus être une autre personne, comme la dame que cite Carpenter (2) qui, se croyant devenue un vieux *clergyman*, trouvait ridicule que ce médecin lui proposât un mariage.

Elle n'est pas non plus semblable au pasteur cité par Forbes Winslow qui sentait en lui deux moi, l'un bon, l'autre méchant;

(1) Littré, *Revue de philosophie positive*, 1875.
(2) Carpenter, *Mental Physiology*.

ni à la dame américaine de Mac-Nish (1).

Nous avons vu que l'amnésie de Félida n'a jamais porté sur la série des idées générales ou des notions antérieurement acquises.

Félida ne représente aucun de ces trois types, lesquels répondent assez bien aux dénominations de *dédoublement de la personnalité*, de *doublement de la vie*, ou de *double conscience;* ces termes étant ceux qui jusqu'à ce jour ont été employés par les auteurs, notamment par MM. Warlomont et Littré.

Il est probable qu'une analyse précise des faits permettrait de remplacer ces termes l'un par l'autre. Mais nous n'avons pas ici à discuter ce point de doctrine.

Quelle est donc, en résumé, la situation de cette jeune femme ?

Je reconnais qu'elle paraît avoir deux vies; mais n'est-ce pas une apparence, une illusion que donne à l'observateur l'absence du souvenir qui caractérise ses périodes d'état normal ?

Recherchons les analogies ?

Les personnes qui sont sujettes à des accès

(1) Voy. p. 71.

de somnambulisme naturel ne se souviennent pas au réveil de ce qui s'est passé pendant leurs accès. Il en est de même pour Félida. Mais on n'a jamais vu de somnambulisme aussi parfait, car dans l'état qui correspond à l'accès de somnambulisme elle ne dort point, elle vit et pense complètement, sa vie y est même supérieure à sa vie normale, car, pendant la seule durée de cette période, elle peut avoir la notion complète de son existence.

J'en dirai autant du somnambulisme provoqué par le strabisme convergent ou autrement ; ce somnambulisme est aussi, dans la rigueur du mot, une condition seconde, comme le somnambulisme naturel, il ressemble par l'amnésie à l'état de Félida, mais ne le reproduit pas exactement. Ainsi les personnes qui lui sont soumises n'ont aucune spontanéité, de plus elles présentent des anesthésies, des hyperesthésies et autres altérations ou manques d'équilibre des fonctions sensorielles ou du sens musculaire qui n'ont rien de commun avec l'intégrité fonctionnelle où est Félida dans la condition correspondante.

Il est d'autres conditions secondes artificielles ou morbides qui méritent d'être rappelées.

L'alcool, le hachisch, la belladone, l'opium provoquent des états dans lesquels ceux qui leur sont soumis pensent et agissent sans en conserver le souvenir lorsque l'action de ces substances est éteinte.

Les délirants par folie, épilepsie ou maladie transitoire paraissent aussi avoir deux existences, dont l'une raisonnable, dans laquelle la plupart du temps ils ignorent ce qui s'est passé dans l'autre. — Mais là s'arrête l'analogie, car dans ces états, les idées émises ou les actes accomplis sont déraisonnables, non parce qu'ils sont émis ou accomplis en dehors de ce qu'on nomme *raison*, mais parce qu'en eux-mêmes ils ne sont pas le résultat de conceptions logiquement coordonnées. — Ces états sont à proprement parler des taches dans la vie, des manifestations morbides, des absences.

Chez Félida, au contraire, nous n'y saurions trop insister, l'état d'accès, de condition seconde est une existence complète, parfaitement raisonnable, si parfaite que nul, même averti, s'il n'était guidé par son mari ou par moi, ne saurait discerner celui de ces deux états qui est l'état surajouté.

2. *Amnésie périodique et dédoublement apparent de la vie.*

Nous croyons avoir établi que la condition seconde qui nous occupe n'est pas de la même nature que les états analogues déjà observés, ou plutôt déjà publiés ; il nous reste à examiner si l'amnésie n'est pas la seule cause des différences que présentent les deux états, et si, comme nous l'avons annoncé plus haut, ce n'est pas elle qui est l'origine de cette apparence de doublement de la vie.

Il est certain que le caractère et les sentiments affectifs de Félida ne sont pas les mêmes dans les deux états.

Etant donnée la connaissance que nous avons

de sa manière d'être, quelle est la valeur de ces différences ?

N'oublions pas qu'avant la maladie et pendant les périodes d'état normal qui reproduisent exactement l'état antérieur, Félida était et est naturellement sérieuse et triste.

Or, dans sa condition seconde, elle est gaie, frivole et plus préoccupée de sa toilette et de mille futilités.

Mais cette gaieté, ce changement de caractère ne sont-ils pas chose naturelle ?... En effet, dans cet état, son souvenir est complet, il porte sur la vie entière. Félida sait bien qu'elle perdra la mémoire, qu'elle aura des absences, mais cette pensée n'est rien en comparaison de la situation pénible où la place une amnésie foudroyante qui supprime des mois entiers de son existence et l'atteint dans son amour-propre en l'exposant à passer pour folle ou imbécile.

Dans son deuxième état, les sentiments affectifs paraissent plus développés.

Mais n'est-ce pas encore là une conséquence directe de sa plus grande liberté d'esprit? elle est moins préoccupée d'elle-même, partant elle s'intéresse davantage à ce qui l'entoure. Quand elle est dans son état normal, ayant la conscience de sa triste situation, elle ne songe pour ainsi dire plus à elle. — Tout le monde connaît l'égoïsme des vieillards et des malades; il n'a pas d'autre origine que le sentiment de leur faiblesse. Forte et relativement bien portante, Félida a les sentiments des forts, l'amour des autres, le dévouement, la générosité.

Dans cet état, son caractère est plus souple et elle se plaint moins de la légitime autorité qu'a son mari sur elle; n'est-ce pas, encore chose naturelle? on supporte plus doucement ce qu'on aime davantage.

Quant à sa frivolité plus grande, à son plus grand souci de la toilette, ils dérivent directement de sa plus grande liberté d'esprit et de ce fait déjà signalé que dans ces périodes ses douleurs physiques n'existent pour ainsi dire plus. — Les personnes qui souffrent ne songent pas à leur ajustement et trouvent souvent dans un travail assidu un soulagement à leurs souffrances. — En ces moments, Félida n'a pas à rechercher ces soulagements.

Du reste, si dans ses conditions secondes Félida est plus gaie, plus frivole et moins laborieuse, — si elle paraît plus attachée à ceux qui l'entourent, ce n'est qu'en comparaison avec ce qu'elle est dans son état normal, car, j'y dois insister, tout ce qu'on peut observer chez elle sur ce point ne dépasse pas l'ordinaire : elle est, en ces moments, semblable à nombre de femmes ou de filles auxquelles nul ne songerait à faire attention.

On pourrait donc soutenir que, chez Félida X..., la mémoire seule est atteinte, et que les différences dans les sentiments affectifs ne sont que des conséquences de l'altération de cette faculté.

J'ajouterai que cette altération de la mémoire, cette amnésie, est comme périodique. En effet, dans cet état normal le souvenir enjambe, chevauche par-dessus les états de condition seconde pour relier ensemble toutes les périodes de cet état, quel que soit leur éloignement : le schéma suivant (fig. 1) me fera, je crois, très bien comprendre.

Appelons A, A^1, A^2, A^3, A^4 les périodes d'état normal ; B, B^1, B^2, B^3, B^4, la période de condition seconde. Admettant pour un instant leur égalité, le souvenir représenté par la ligne C, lorsque Félida est en condition seconde, embrasse, nous le savons, toute la vie, soit de B en A^4. Quand elle est dans l'état normal, le souvenir représenté par les courbes D, D^1, D^2, D^3, etc., chevauchant par-dessus les autres périodes, est altéré périodiquement.

Il est un point de cette histoire sur lequel je

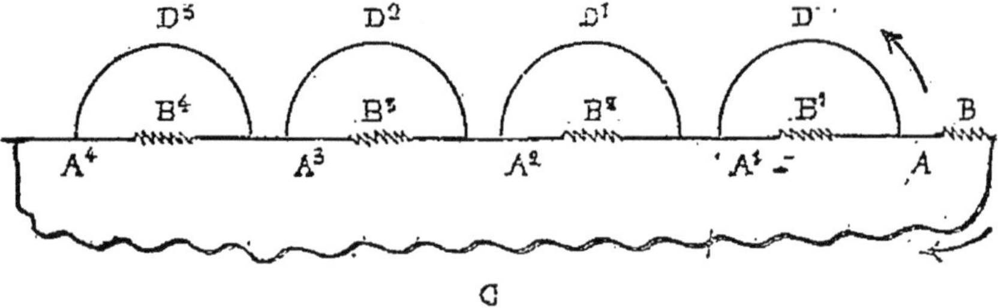

Fig. 1. Schéma de la condition seconde.

crois devoir insister, car il est d'application générale. Je veux parler de la façon éclatante dont elle prouve l'importance du souvenir.

Théoriquement chacun connaît cette importance, mais jamais peut-être elle ne reçut une preuve pratique plus frappante, et nul en s'examinant lui-même ne saurait arriver aussi nettement à cette conception qu'en étudiant cette jeune femme.

On ne saurait croire, en effet, l'impression

singulière que donne à l'observateur une personne qui, comme Félida, ignore tout ce qui s'est passé, tout ce qu'elle a vu, tout ce qu'elle a dit, tout ce qu'on lui a raconté pendant les trois ou quatre mois qui précèdent. Elle ne sort pas d'un rêve, car un rêve, si incohérent qu'il soit, est toujours quelque chose. Elle sort du néant, et si, comme la plupart des délirants elle n'avait pas vécu intellectuellement pendant cette période, la lacune serait de peu d'importance. Mais pendant ce temps son intelligence, ses actes ont été complets et raisonnables ; le temps a marché et sa vie a marché avec lui et aussi tout ce qui l'entoure.

J'ai indiqué (1) comme comparaison à cette existence un livre auquel on aurait arraché de loin en loin des pages. Ce n'est pas assez, car un lecteur intelligent, imbu de l'esprit général de l'œuvre, pourraît reconstituer ces lacunes, tandis qu'il est absolument impossible à Félida X... de se douter d'un fait quelconque arrivé pendant sa condition seconde. Comment saura-

(1) Voy. p. 91.

t-elle, par exemple, que pendant ce temps elle a contracté une dette, reçu un dépôt ou qu'un accident, un mal subit lui auront enlevé son mari ou ses enfants ? elle ne les retrouvera pas auprès d'elle, elle attendra leur retour.

Le voyageur qui demeure trois ou quatre mois loin de son pays, sans lettres ni nouvelles, a la notion du temps écoulé ; il peut s'étonner de ce qui est arrivé dans cette période. Mais il sait qu'il a dû se passer quelque chose. Il s'attend à l'apprendre ; pour lui, le temps a marché.

Tandis que, lorsqu'après quatre mois de condition seconde, Félida a une journée d'état normal, elle n'a, pendant cette journée, aucune connaissance des mois qui précèdent, elle ne sait pas combien cette période a duré : une heure ou quatre mois sont tout un pour elle.

Aussi, dans son appréciation du temps, se trompe-t-elle de la façon la plus singulière, en supprimant des mois entiers ; elle est toujours en arrière ; en un mot, si cette figure m'est permise, son appréciation retarde. L'almanach même ne peut lui servir, car elle n'a pas de base pour le consulter.

J'ai laissé au lecteur le soin de déduire les mille conséquences, les mille péripéties qui peuvent surgir dans une existence ainsi partagée. Notre rôle n'est pas d'imaginer des situations d'un intérêt plus ou moins palpitant. Il se borne à raconter la vérité.

Nous croyons devoir ici prévenir une objection :

A la lecture de cette observation, ou en étudiant Félida seulement aujourd'hui, on pourrait être tenté de penser que j'ai mal apprécié la situation de notre malade, et que l'état complet, l'état de raison est celui dans lequel le souvenir est complet, celui dans lequel elle a la parfaite possession d'elle-même, et que l'état maladif est celui que caractérise l'amnésie.

On se tromperait ; voici pourquoi :

Tout d'abord, ayant vu naître et grandir les accès, je puis affirmer l'identité entre l'état accidentel d'autrefois, qui durait une heure dans un jour, et l'état d'accès presque constant d'aujourd'hui qui dure quatre mois contre un jour.

De plus l'absence de souvenir est un mince criterium de l'intégrité des fonctions intellectuelles; car l'oubli n'est pas nécessairement amené par un état intellectuel incomplet ou maladif au moment où l'on cherche à se souvenir. La plupart du temps, l'amnésie est amenée par le peu d'impression produite sur le cerveau par le fait, au moment où il s'est passé. On n'oublie pas, parce qu'on ne peut pas se souvenir; on oublie parce que le fait oublié n'a produit qu'une impression insuffisante..

L'homme qui, après un délire de quelques jours, ne se souvient pas, une fois guéri, de ce qu'il a fait pendant son délire, n'en est pas moins en parfaite santé. Il n'était incomplet et malade que quand il délirait, et c'est parce qu'il délirait qu'il a perdu le souvenir, son cerveau n'a pas reçu une impression durable ou suffisante.

Nous croyons devoir insister de nouveau sur une circonstance remarquable. Aujourd'hui la condition seconde s'est tellement agrandie aux dépens de la vie normale, que les rôles entre les deux périodes se sont intervertis. Il y a seize ans, les accès ne duraient que quelques heures sur plusieurs jours. Ils étaient un accident, une tache dans la vie ; aujourd'hui, la condition seconde est pour ainsi dire la vie ordinaire, car elle dure trois et quatre mois de suite, contre des périodes de vie normale qui n'ont que trois ou quatre heures de durée : aujourd'hui, celles-ci sont la tache, l'accident ; c'est à elles que Félida doit le trouble de son existence.

Les caractères spéciaux à ces deux états n'ont en rien changé ; leur durée seule s'est modifiée : l'un s'est simplement agrandi aux dépens de l'autre. Le schéma ci-contre (fig. 2) représente l'existence de Félida X... depuis 1857 jusqu'en 1877. La ligne noire indique l'état normal, le tracé sinueux la période d'accès ou de condition seconde.

État normal. . . . . ▬▬▬▬▬▬▬▬

Accès. . . . . ∿∿∿∿∿∿∿∿

L'accroissement de ce tracé aux dépens de la ligne droite est à peu près en rapport avec l'accroissement des périodes de condition seconde aux dépens de la vie normale.

Cette modification, amenée par seize années, fait naître une pensée : la diminution toujours

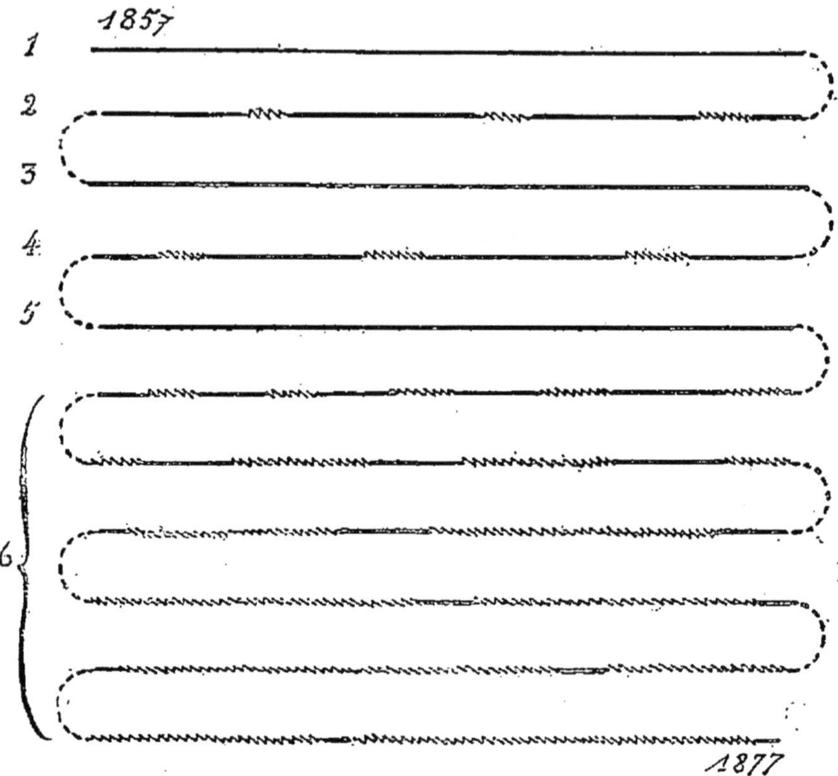

Fig. 2. Schéma des périodes de la vie de Félida X...

1. Avant la maladie,
2. De 14 ans 1/2 à 17 ans 1/2.
3. De 17 ans 1/2 à 20 ans 1/2.
4. De 20 ans 1/2 à 24 ans.
5. De 24 ans à 27 ans.
6. De 27 ans à 32 ans; et état actuel.

croissante dans la durée des périodes d'état normal et la rareté de plus en plus grande de leur apparition ne font-elles pas présager qu'elles disparaîtront complètement d'ici à quelques années? Cela n'est certainement pas impossible, c'est même probable.

Mais alors qu'arrivera-t-il?

La condition seconde deviendra toute la vie. Félida X... aura une personnalité complète : intelligence, souvenir entier du passé, tout y sera; mais elle n'aura plus la même personnalité qu'elle avait autrefois : elle sera une autre personne. Elle n'en vaudra pas moins; elle vaudra même davantage, car elle n'aura plus d'amnésie; mais, en fait, elle sera autre.

Son existence, vue de haut, présentera le singulier phénomène d'avoir compté trois personnalités successives : la première, normale, qu'elle a portée pour ainsi dire au monde en naissant; la deuxième, partagée en deux par l'amnésie; la troisième, nouvelle et différente par son intégrité.

Le bien naîtrait ainsi de l'excès du mal; car

là serait, en réalité, une sorte de guérison. Je n'oserais en espérer une autre. Si cette modification survient, ce serait à l'âge dit critique, époque ordinaire de la fin de l'hystérie.

Si cela m'est permis, j'aurai à le constater plus tard.

3. — *Cause prochaine de l'amnésie.*

Quelle hypothèse peut-on faire sur la cause prochaine de l'amnésie que nous venons de décrire?

Voyons si ce qu'on sait ne peut pas nous mettre sur la voie de ce qui nous reste à apprendre. Les beaux travaux de Claude Bernard (1) et de M. Luys (2) ont établi d'une façon certaine l'action de la circulation sur les fonctions cérébrales. L'exagération dans l'afflux du sang amène l'excitation dans ces fonctions;

(1) Claude Bernard, *Leçons sur la chaleur animale*, Paris, 1876.
(2) Luys, *Actions réflexes du cerveau*, Paris, 1874.

sa. diminution amène leur calme, leur repos. Le sommeil est provoqué par cette diminution ischémie), laquelle est elle-même amenée par le rétrécissement temporaire des vaisseaux qui apportent le sang au cerveau.

Raisonnons par analogie et prenons pour exemple une fonction dont la localisation paraît certaine, la fonction du langage articulé. Eh bien ! si les vaisseaux qui conduisent le sang dans la troisième circonvolution du lobe antérieur gauche sont diminués de calibre, cette fonction sera altérée, les autres demeurant intactes. De même si la mémoire est abolie, on est parfaitement en droit de penser que cette altération est due à une diminution dans l'apport du sang dans les parties du cerveau dont l'intégrité et la perfection organiques sont indispensables au fonctionnement de la mémoire. Telle est, du moins, une conviction personnelle que je n'ai pas à développer ici.

Ce qui se passe lorsqu'on provoque le sommeil chez l'homme ou chez les animaux, en les obligeant à loucher en haut ou en dedans, en est une preuve de plus. En l'absence d'une étude nécroscopique non encore faite (1), on peut le comprendre d'après l'analyse de cette manœuvre : Étant donnés une personne ou un animal placés dans ces conditions, la contraction prolongée des muscles de l'œil, qui le convulsent en dedans et en haut, comprime les vaisseaux de l'orbite, modifie leur circulation, et par suite agit sur la circulation cérébrale qui a avec celle de l'orbite une étroite connexion. N'est-il pas probable que le sommeil et le somnambulisme qui le suit sont amenés par cette action ?...

La manière d'éveiller ces endormis le prouve aisément. M. T. Puel a démontré depuis longtemps (2) que la catalepsie spontanée cédait à des frictions légères sur les muscles contracturés. Après lui, Braid et l'expérience de tout le monde enseignent qu'on éveille ces endormis par une friction sur les paupières ; cette friction agit évidemment sur les muscles contracturés et fait cesser leur contracture, comme elle la

(1) Cette étude peut être faite sur les animaux par une méthode que j'ai imaginée de concert avec M. le professeur Verneuil.

(2) Puel, *De la catalepsie* (*Mém. de l'Acad. de méd.* Paris, 1856, tome XX, p. 409).

fait cesser ailleurs ; par suite, les vaisseaux sanguins sont délivrés de toute compression, la circulation cérébrale n'est plus troublée, et l'animal ou la personne rentrent dans l'état ordinaire.

En résumé, nous pensons que l'amnésie, chez cette jeune femme, a pour cause prochaine une diminution momentanée et périodique dans l'afflux du sang à certaines parties du cerveau. Nous estimons, de plus, que ce rétrécissement momentané des vaisseaux est dû à l'état d'hystérie de notre malade, état qui a une action sur les éléments contractiles de ces canaux.

Il faut qu'il soit bien naturel de penser que la perfection est l'apanage de l'état normal, car il m'a été dit de tous côtés que je me trompe, et que l'état normal de Félida ne peut être que celui qui est caractérisé par l'intégrité du souvenir.

Cette objection, que je reconnais du reste être naturelle, m'avait été faite pour la première fois par Bersot, à qui j'avais lu mon manuscrit avant de l'adresser à l'Institut ; mais l'éminent philosophe avait été convaincu par ma réponse verbale, et j'avais ajouté le résumé de cette réponse à mon travail. J'y ai donc déjà répondu. Malgré cela, il me paraît nécessaire d'y revenir.

Cependant, avant de traiter ce point, qu'il me soit permis de m'occuper en peu de mots d'une objection sérieuse que le savant professeur Robertson (1) m'a faite; il dit à peu près ceci :

« M. Azam appelle état *normal*, chez Félida, un état qui est caractérisé par l'absence du souvenir. Or, il croit que cette amnésie est due à une diminution momentanée dans l'apport du sang à une certaine partie du cerveau ; mais ce phénomène est morbide. Comment alors admettre que l'état qui le caractérise soit *normal*, et n'est-il pas plus rationnel de supposer que les deux existences de Félida sont morbides ? »

Je trouve cette objection si sérieuse, que je suis disposé à l'admettre sans difficulté; car M. Robertson et moi ne différons que par l'interpellation d'un mot.

(1) Robertson, *Mind*, July 1876. Reports, p. 414.

En effet, en appelant *normal* l'un des états de Félida, je n'ai pas voulu dire état de *santé parfaite.* Je ne l'ai nommé ainsi que par comparaison avec l'autre, et par suite de l'absence d'un mot plus convenable. Mais, en fait, aucun des deux états n'est normal; car, je l'ai dit, Félida est hystérique. Cette diathèse domine sa vie entière, et dans ces deux existences, dans ces deux conditions, nous trouvons des phénomènes appartenant à cette maladie, si bien que l'amnésie qui en découle peut exister dans l'état normal au même titre que les douleurs nerveuses, les convulsions, les sommeils subits, etc., qu'on rencontre dans ce même état.

Il n'y a donc aucune difficulté à ce que j'admette, avec M. Robertson, que les deux états sont plus ou moins morbides, tout en pensant que l'un deux, celui que je nomme *normal,* faute d'un meilleur mot, ressemble plus que l'autre à la vie antérieure, laquelle m'est assez inconnue et qui n'a jamais pu être la *santé parfaite*, bien qu'elle n'ait pas préoccupé l'entourage de Félida.

En ce qui touche la première objection signalée, je ne répéterai pas les arguments que j'ai donnés plus haut et que je considère toujours comme bons; mais j'apporterai des raisonnements nouveaux basés sur l'analyse du sommeil et du somnambulisme.

Avant d'entrer dans cette analyse, je rappellerai comment se comporte la mémoire dans les diverses formes du rêve. Ce sera comme un préambule.

D'ordinaire, le rêve simple laisse des traces dans le souvenir; mais il arrive souvent que le souvenir est si fugace, qu'on croit n'avoir point rêvé. De plus, il est arrivé à tout le monde de continuer la nuit suivante un rêve commencé; on peut rêver d'un rêve : même dans cet état quasi physiologique, il y a liaison entre les états surajoutés.

Pour peu que leur somnambulisme soit complet, les somnambules ne se rappellent jamais leurs accès; de plus, dans ces accès, ils se souviennent parfaitement de leur existence ordinaire, laquelle est toujours la base, le point de départ de leurs idées ou de leurs actes. S'ils ne s'en souvenaient point, à quoi pourraient-ils penser, au moins dans le premier accès?..... Enfin, dans cet état, ils ont le parfait souvenir des accès analogues, qui sont ainsi reliés entre eux, la mémoire chevauchant, comme chez Félida, par-dessus les périodes d'état normal.

Tout le monde sait l'histoire de la jeune fille qui, ayant été outragée pendant une période de sommeil provoqué, l'ignorait pendant la veille, mais raconta tous les détails de cet outrage à sa mère pendant l'accès suivant.

Forbes Winslow cite aussi le fait du portier irlandais qui, étant ivre, avait égaré un paquet, et qui, dans l'ivresse suivante, se souvint parfaitement du lieu où il l'avait déposé.

Félida, malgré la perfection de sa condition seconde qui est une vraie vie, même supérieure à l'autre, rentre donc, au point de vue de la mémoire, dans la règle ordinaire, sauf qu'elle y voit : elle est une somnambule comme les autres.

Voici maintenant ce qui se passe chez le rêveur et le somnambule :

La nuit est venue, le calme s'est fait; fatigué par le travail, l'homme s'étend et s'endort. S'il est bien portant, son sommeil est profond et son corps peu sensible aux excitants extérieurs. A son réveil, il est reposé et n'a aucun souvenir de ses rêves s'il en a fait, ou bien il n'a pas rêvé. Pendant ce temps, son pouls est calme, l'activité de sa circulation générale est diminuée; si même pendant son sommeil il accomplit un acte physiologique qui nécessite hors du cerveau l'appel du sang, la digestion d'un bon repas, par exemple, son sommeil est plus profond encore. Tout le monde sait cela, de même qu'on sait aujourd'hui en physiologie que, pendant le sommeil, le cerveau est dans un état relatif d'anémie.

Mais, pendant la veille, cet homme est agité par des préoccupations. Il pense beaucoup, ou en dormant il est soumis à des excitants quelconques; alors il dort moins profondément, il n'a plus le sommeil *dur*, il a le sommeil léger. Il rêve et ses rêves, depuis le plus simple jusqu'au cauchemar, portent l'empreinte de ces préoccupations ou de ces excitants physiques. Le cerveau conservant un reste d'activité, certaines de ses fonctions sont en jeu, et le rêve se rapproche plus ou moins de la réalité, suivant que le raisonnement et la coordination des idées demeurent plus ou moins actifs. Ces deux fonctions constituant le lien qui réunit en faisceau les facultés de l'esprit, s'il se relâche, celles-ci flottant indécises, la moindre impulsion agit sur elles et leur donne une direction souvent fort singulière. Mais ce qu'on sait des actes réflexes explique suffisamment ces prétendues singularités.

Un exemple me fera mieux comprendre; on me pardonnera de le tirer de moi-même. En cela je suis la méthode excellente de M. Alfred Maury.

Au printemps, quand les matinées sont fraîches, je fais toujours le même rêve. Je me représente une plage, une rivière, avec un paysage quelconque à moi connu et fait avec des souvenirs (le rêve n'inventant rien), et je prends un bain froid. Si je m'éveille, j'acquiers la certitude que mon corps entier est refroidi et que mon rêve n'est que le résultat de la sensation de froid dont je n'ai pas eu conscience, mais qui, suffisamment sentie par ma peau et perçue par mon cerveau, a agi comme action réflexe et a enfanté l'idée du bain froid par lequel mon corps s'est rafraîchi. Mais je m'éveille et j'augmente mes couvertures; alors, cette forme de rêve disparaît; la chaleur revenant et rappelant à la peau le sang du cerveau, le sommeil redevient profond et sans rêves.

Quand on a la fièvre, on fait toujours le même rêve, on voit confusément des montagnes et des précipices se mouvant par des ondulations immenses, incohérentes et tourmentées. C'est que le cœur, violemment agité, envoie au cerveau des quantités anormales de sang, lesquelles arrivant à flots pressés, troublent le calme ordinaire des rêves et enfantent ces conceptions maladives.

Par contre, si les ivrognes dorment si fort, ils le doivent non à une prétendue congestion momentanée, mais à l'anémie cérébrale que cause le grand appel de sang fait à l'estomac et au poumon par la digestion et la combustion d'aliments très alcoolisés.

De même, interrogez les femmes grosses ou qui ont eu des enfants à la suite de grossesses ordinaires; toutes vous diront que jamais elles n'ont plus profondément dormi que pendant leur gestation, alors leur sommeil était calme et sans rêves : rien n'est plus naturel si l'on songe à la dérivation considérable du sang vers l'utérus et son contenu, dérivation qui se fait aux dépens du cerveau comme des autres organes, mais qui chez lui est plus sensible que chez aucun autre.

Une sensation plus forte, une douleur insuffisante cependant pour éveiller le dormeur provoquent le cauchemar.

La légende du chat noir ou du diable qui, assis sur la poitrine du dormeur, l'oppresse et l'épouvante de ses yeux flamboyants, a son origine dans une gêne accidentelle ou maladive de la respiration, laquelle se transforme en ces idées que perpétue la tradition.

La légende du vampire qui suce le sang des filles de la Valachie a une source analogue.

Le malheureux dormeur, dont l'esprit est rempli d'histoires fantastiques, est la victime d'un rêve que fait naître dans son cerveau une douleur physique ou la morsure d'un animal, d'un insecte quelconque.

Scrutez à fond les histoires de revenants et de fantômes, vous n'y trouverez qu'hallucinations, rêves pénibles ou maladifs; la poésie et l'imagination font le reste.

Chacun, en étudiant son propre sommeil, se rendra compte de la réalité de ce que j'avance.

Ce que je viens de dire ne s'applique qu'au sommeil ordinaire plus ou moins profond.

Recherchez maintenant les divers degrés qui nous conduisent de ce sommeil de tout le monde à la condition seconde de Félida X... et nous verrons comment cette jeune femme n'est autre chose qu'une somnambule dont tous les sens, toutes les facultés sont actifs, en un mot une somnambule *totale*.

Pour moi, en effet, j'y insiste malgré la singularité d'une assertion qui renverse l'idée qu'on se fait d'ordinaire des somnambules, lesquels sont gens qui marchent les yeux fermés... Félida n'en est pas moins une somnambule, mais dont *tous* les sens et *toutes* les facultés fonctionnent d'une façon normale. Pour tout le monde elle est éveillée, car elle a tous les caractères de la veille. Cependant, en fait, elle ne veille point :

c'est, je le répète, une somnambule parfaite, ou mieux, *totale*.

Pour le mieux démontrer, je passerai en revue dans l'analyse qui suit quelques-uns des degrés et des variétés du somnambulisme, et je montrerai que cette gradation vers la perfection ou la *totalité* n'est due qu'à la persistance ou à l'éveil successifs des sens et des facultés. Je crois, par cette façon de raisonner, aider à la solution de ce problème difficile.

Notre dormeur est un enfant de huit à douze ans: il dort profondément comme on dort à son âge; on lui parle doucement et d'une voix monotone, il ne s'éveille pas, mais répond..... On dirige sa pensée à volonté et on lui fait dire ce qu'il aurait tu pendant la veille; bien plus, il obéit au désir d'autrui, se retourne, boit, etc.

Son activité obéissante peut aller plus loin encore.

On sait l'histoire du jeune officier de marine auquel ses camarades s'amusaient à suggérer des rêves, et qui, dormant sur un banc, se précipite sur le pont croyant plonger et sauver son meilleur ami qu'on lui disait se noyer.

Chacun a autour de soi des exemples semblables, et on n'a qu'à les rechercher.

Il en peut être de même pour nombre d'autres endormis dont on a provoqué le sommeil par des manœuvres diverses, ou qui ont été soumis à l'ivresse, au chloroforme, au hachisch ou à la belladone, etc.

Chez les hypnotisés, par exemple, la suggestion peut avoir une importance plus grande encore.

Placez un somnambule de cet ordre dans la posture d'un homme qui prie ou qui combat (l'état cataleptique de ses membres le permet), bientôt son visage exprime la colère ou la pitié, et s'il peut parler il raconte quelque scène violente ou religieuse.

Ainsi, d'où que vienne l'ordre, qu'il passe par le sens de l'ouïe ou par le sens musculaire, les facultés de l'esprit flottant indécises, sans volonté, sans coordination, subissent passivement l'influence étrangère, le tout à l'insu de la personne qui après ces actes et ces paroles s'éveille sans en avoir conservé le moindre souvenir.

Mais l'activité de notre dormeur peut être plus grande, son sens musculaire s'éveille partiellement, il *marche endormi*, certains sens, certaines facultés deviennent actifs, il est *somnambule.*

Ici, depuis l'enfant que tout le monde connaît, et qui se levant sous l'influence du rêve s'éveille après avoir heurté les meubles de sa chambre, depuis le marcheur qui endormi poursuit sa route, jusqu'à la condition seconde de Félida, somnambulisme *total* ou parfait, on peut observer tous les degrés.

Chaque sens, chaque faculté de l'esprit qui s'éveille partiellement ou isolément donne au somnambule un degré de perfection de plus; bien mieux, tel sens ou telle faculté, isolément exalté, peut dans son fonctionnement dépasser de beaucoup la puissance normale; alors le dormeur devient un phénomène, un prodige, il entend par le talon, voit par le creux de l'estomac, prédit l'avenir, donne des consultations infaillibles et sait ce qui se passe à mille lieues de lui.

Habitués que nous sommes à voir nos sens

et nos facultés réglés dans un certain équilibre relatif et avoir une puissance moyenne, quand cet équilibre est rompu au profit de tel ou tel d'entre eux, nous crions au miracle. Dans l'indigence ordinaire de notre nature, nous avons sans doute lieu de nous étonner, mais il n'est pas défendu de chercher des explications, car crier sans cesse au prodige, quand nous rencontrons un problème difficile, est preuve d'ignorance et d'incapacité.

Que peut-il se passer, après tout, chez cet étonnant dormeur ?

Sans devenir normale sa vue s'exalte, sa rétine est hyperesthésiée; il voit dans l'obscurité. Or ce que nous appelons *obscurité*, nous, gens éveillés, n'est pas l'absence absolue de lumière. Sa rétine plus sensible que la nôtre se contente d'une lumière plus faible, il passe momentanément à l'état du chat ou de l'oiseau de nuit; la malade de M. Dufay, de Blois (1), qui enfilait son aiguille sous la table, est un nouvel exemple de ce que je rappelle : cent fois j'en ai fait

(1) Dufay, *Revue scientifique*, 15 juillet 1876.

l'expérience, le somnambule cesse tout travail si l'on interpose entre ses yeux et l'œuvre commencée un corps absolument opaque, à moins que pour ce travail le sens musculaire exalté ne puisse, comme chez l'aveugle, remplacer la vue, et de plus, ses yeux, bien que paraissant fermés, ne le sont jamais complètement.

L'exaltation ou la perversion du goût et de l'odorat amènent des phénomènes analogues, et le sens musculaire hyperesthésié donne au somnambule l'équilibre du danseur de corde qui le fait marcher sur l'arête d'un toit.

Tel somnambule, dont l'abstraction ou d'autres facultés veillent encore ou s'exaltent, résout un problème au-dessus de ses moyens ordinaires ou compose des vers grecs; tel autre dont la mémoire est devenue prodigieuse raconte des faits d'autrefois que dans la veille il paraissait avoir oubliés — l'entourage croit qu'il les invente ou les devine: — tel parle une langue que les auditeurs étonnés croient qu'il n'a jamais apprise. Tout cela n'est après tout que réminiscences, pour lesquelles, on le sait, la durée n'existe pas.

Les beaux livres de MM. Alfred Maury, Bersot, Albert Lemoine, Marvaud (1), etc., et les innombrables histoires de somnambules depuis l'antiquité jusqu'à nos jours, sont remplis de faits semblables. Relisez ces relations, analysez-les au même point de vue, et vous verrez la prédominance de telle ou telle faculté, la persistance ou l'exaltation temporaire de tel ou tel sens donnant à chacun d'eux le caractère extraordinaire qui le distingue des autres et frappe l'observateur.

Mais, je le reconnais, dans aucun fait relaté jusqu'ici vous ne verrez le sens de la vue, ayant persisté, donner à un somnambule le singulier caractère de la condition seconde de Félida.

Les somnambules, quelle que soit l'origine de leur état, diffèrent suivant que tel ou tel sens, telle ou telle faculté prédomine chez eux, et aussi suivant la nature de leur esprit, la qualité de leurs sens ; j'ai vu un sourd somnambule, rien n'était plus bizarre.

De plus, leurs idées flottantes privées d'équi-

(1) Marvaud, *Le sommeil et l'insomnie, Étude physiologique, clinique et thérapeutique.* Paris, 1871.

libre et de coordination peuvent être dirigées à tort et à travers, soit par leur entourage, soit par des suggestions venues d'excitants extérieurs, bruits, odeurs, dont cet entourage ne peut avoir la moindre notion.

Un exemple me fera mieux comprendre :

Prenons un somnambule dont le sens de l'ouïe est momentanément exalté, il entend ce que nul n'entend autour de lui ; mais il dort, ses facultés intellectuelles sont flottantes, alors la perception de ces sons donne en lui naissance à une série d'idées-images. — Ainsi, loin de lui on touche du piano, son ouïe exaltée permet à lui seul d'entendre : alors ces sons deviennent un concert admirable dont il voit les splendeurs ; il entend les mélodies célestes et se croit en paradis, l'entourage stupéfait écoute le récit de ces merveilles, et si notre somnambule parle d'enfer ou de meurtres, on en fait un possédé du diable. Mon compatriote Pierre de Lancre a brûlé nombre de prétendus sorciers qui n'en avaient pas tant dit. Cependant quoi de plus simple ? Plus grand sera le nombre des sens ou des facultés qui fonctionnent chez le somnambule, plus son état sera extraordinaire, car plus il se rapproche de la vie normale, plus il est étrange.

Ce qui lui manque le plus, quelle que soit cette perfection relative, c'est l'équilibre fonctionnel. Tous les sens n'agissent pas ou agissent mal. Il ne saurait donc avoir du monde extérieur qu'une idée fausse ou incomplète.

Que faudrait-il pour que ce somnambulisme fût parfait ? Il faudrait le fonctionnement *total* des facultés et des sens, particulièrement du maître d'entre eux, de la vue. Celle-ci, en effet, donne la notion exacte du monde extérieur, par suite rectifie les idées et aide à les coordonner.

Mais ce somnambule fictif, dans lequel les facultés de l'esprit agiraient à l'ordinaire, et auquel les sens fonctionnant régulièrement donneraient la notion exacte de ce qui l'entoure, n'est autre chose qu'un homme ordinaire, éveillé.

Je reconnais qu'il en a temporairement toutes les apparences ; mais pour l'observateur il n'en a pas la réalité, car l'accès passé il rentre dans la vie ordinaire, et alors il a oublié, comme un somnambule qu'il est, tout ce qui s'est passé pendant son accès, pendant sa condition seconde ou sa deuxième vie, quelle que soit la durée, la perfection ou la cause de celle-ci.

Donc, l'absence de souvenir demeure le criterium de la différence des deux états, et si par hypothèse nous supprimons ce criterium, nous n'en saurons plus faire la distinction. Il doit y avoir des gens que nous trouvons bizarres ou fous, surtout parce qu'ils ne nous ressemblent pas, et qui ne sont que des *somnambules totaux gardant le souvenir de leurs accès*, — ceci, bien entendu, ne peut être qu'une hypothèse dont la vérification est impossible dans l'état actuel de l'analyse psychologique. — Cependant je la livre aux méditations des lecteurs.

Tous les somnambules ont donc ce caractère commun : l'absence du souvenir de l'accès. Ainsi est la malade de M. Dufay, de Blois : aussi, la comparant à Félida, mon savant confrère dit : « Chez l'une comme chez l'autre, « l'amnésie appartient à l'état normal physiolo- « gique. »

Or, soit dit en passant, je ne pense pas qu'aucun critique ait la pensée que, chez la malade de Blois, l'état normal soit le plus parfait, celui dans lequel elle se souvient de sa vie entière, bien que pendant cet état, ainsi que pour Félida, son intelligence soit supérieure à ce qu'elle est dans l'autre.

Eh bien, rendez par la pensée à Mlle R. L., de Blois, le sens complet et normal de la vue, mettez-la ainsi en rapport avec le monde extérieur : elle aura toutes les apparences de la vie ordinaire, avec une intelligence plus grande. Ce sera une somnambule *totale*, et au point de vue psychologique elle sera Félida X...

Par l'analyse qui précède, je crois avoir établi que l'éveil successif des sens et des facultés constitue une gradation du sommeil ordinaire au somnambulisme, que j'appellerai *total*, en passant par toutes les formes connues du somnambulisme.

Il en résulte que Félida n'est qu'une somnambule chez laquelle, en plus des autres sens ou facultés, le sens de la vue, accidentellement éveillé, fonctionne normalement ; par suite elle a la notion exacte de ce qui l'entoure et peut rectifier les impressions fausses qu'auraient pu lui donner les autres sens ; c'est ainsi que sa condition seconde est une personnalité complète.

Je n'ajouterai à ces réflexions qu'un mot :

L'histoire de Félida est le narré d'une *anomalie*, et je l'ai fait suivre d'un certain nombre d'*hypothèses*. On peut me faire ce reproche et je n'y contredis pas.

Je prie seulement le lecteur de méditer les sages paroles de M. Crookes, l'un des grands physiciens dont l'Angleterre s'honore : « Les « anomalies peuvent être regardées comme les « poteaux indicateurs sur la route des recherches, « elle nous montrent des chemins qui mènent « à des découvertes nouvelles. »

Je le prie aussi de ne pas oublier que, dans les sciences d'observation, et la psychologie ne saurait se dispenser d'en être, les hypothèses sont les voies plus ou moins détournées qui conduisent à la vérité.

III. — HISTOIRE DE FÉLIDA X... EN 1877

Dix-neuf années se sont écoulées depuis le jour où j'ai commencé cette étude, et, pendant cette longue période, l'état de Félida, quant aux phénomènes généraux, n'a pas changé, les modifications n'ont porté que sur la durée relative des périodes; mais ces modifications sont assez grandes pour mériter d'être étudiées avec soin.

Les questions que soulève cette étude, au point de vue de la physiologie cérébrale et de la psychologie, ont une telle importance que j'ai cru devoir en saisir l'Académie des sciences morales, et qu'elle a été l'objet de nombreux travaux.

Cette importance sera mon excuse pour le soin, la minutie, que j'apporterai dans le supplément qui va suivre.

Dans cette étude, je passerai successivement en revue les différents états de cette jeune femme, et je noterai au fur et à mesure les modifications survenues.

De plus, j'ajouterai quelques réflexions nouvelles à leur exposé.

Félida X... a aujourd'hui 34 ans. Elle vit en famille avec son mari et les deux enfants qui lui restent. A la suite de circonstances diverses, elle a repris son ancien métier de couturière et dirige un petit atelier.

Sa santé générale est déplorable, car elle souffre de tous les maux que l'hystérie confirmée amène avec elle : névralgies, hémorrhagies passives, contractures, paralysies locales, etc...; elle est cependant fort courageuse, surtout dans la condition seconde, où ses douleurs ont, du reste, une moindre intensité.

A ma dernière visite, je l'ai trouvée souffrante comme d'habitude.

A la question : Dans quel état êtes-vous actuellement?... elle m'a répondu : Je suis *dans ma raison* (c'est le terme qu'elle emploie).

— Je le vois, ai-je dit, mais vous souvenez-vous de ce qui s'est passé pendant votre dernier accès?...

— Parfaitement. C'était il y a quinze jours; mon accès n'a duré que trois ou quatre heures. J'ai taillé une robe pour une nouvelle cliente, mais j'ai horriblement souffert de toutes mes douleurs.

Cette réponse me donne la certitude que loin d'être, comme elle le croit, *dans sa raison*, Félida est *en condition seconde;* cet état est en effet caractérisé par ces faits que le souvenir de toute la vie y est complet et que les douleurs ordinaires y sont moins intenses.

La première manifestation morbide est la période de transition qui fait entrer Félida en condition seconde. Ces périodes sont de plus en plus courtes et ressemblent tout à fait aujourd'hui à la forme de l'épilepsie connue sous le nom de *petit mal*.

Bien que Félida soit devenue plus habile à la dissimuler, la perte de connaissance est complète. Dans ces derniers temps, sur ma demande, son mari a constaté, comme je l'avais fait antérieurement, qu'elle y était toujours absolument étrangère à toute action extérieure. L'étude de cette période me donne à penser aujourd'hui que de tous les états de Félida, elle est le plus important; c'est le phénomène initial qui entraîne probablement après lui tous les autres.

Bien que cet état ait toutes les apparences du sommeil, il en est en réalité bien loin. Il faut, en effet, reconnaître que dans l'état actuel de nos connaissances nous sommes habitués, soit par ignorance, soit par pauvreté du langage, à donner le nom de *sommeil* à nombre d'états qui n'ont de commun avec cet état physiologique que la perte de l'activité et la permanence de la vie, ressemblance absolument grossière. Quand nous avons vu la massue du boucher s'abattre sur la tête d'un bœuf, nous disons que le choc l'a étourdi; si nous ignorions cet acte, nous dirions qu'il dort. Nombre de phénomènes d'origine inconnue sont comme des coups de massue frappés en dedans, non par le boucher, mais par des lésions morbides. Le coup de sang est-il autre chose ?

Il sera permis à un chirurgien d'hôpital de dire que le diagnostic différentiel des états soporeux ou comateux, dus à des causes quelconques, n'est pas si précis que les livres classiques veulent bien le dire. Du reste, les états qui méritent l'appellation d'*analogues au sommeil* ont une telle importance, que le savant auteur du livre *le Sommeil et les Rêves*, M. Alfred Maury, se préoccupe de leur étude, et nous ne doutons pas que ses réflexions ne jettent un grand jour sur ces obscurités.

S'il était nécessaire de rappeler que la période de transition, loin d'être un sommeil, n'est qu'un état analogue et surajouté, nous insisterions sur ce fait que souvent Félida s'endort dans la condition seconde et s'éveille dans l'état normal, et réciproquement. Donc, semblable à l'attaque d'épilepsie que les malades peuvent ignorer, la transition a lieu en plein sommeil, elle ne saurait par suite être le sommeil lui-même.

M. Victor Egger croit, avec raison, qu'il y aurait intérêt à savoir si la transition a lieu au moment où Félida s'endort, ou pendant le sommeil, ou bien au moment où il cesse. Son mari, chargé de l'observation, a constaté qu'en plein sommeil, au milieu de la nuit, Félida a eu une période d'état normal qui a duré environ trois quarts d'heure; qu'elle était éveillée pendant ce temps, et qu'après la transition ordinaire, elle a passé, toujours éveillée, en condition seconde; enfin, qu'endormie de nouveau, elle s'est réveillée le matin, à l'heure ordinaire, dans l'état où elle était quand elle s'est endormie le soir. — Cette observation sera continuée. Il est cependant permis dès aujourd'hui de dire d'une façon générale, que, chez Félida, le sommeil et la veille sont normaux, et que les accidents que nous décrivons surviennent indifféremment dans les deux états.

La période qui suit, c'est-à-dire la condition seconde, ou deuxième personnalité, diffère toujours de l'état normal par une plus grande légèreté dans le caractère, une plus grande insouciance, et surtout par ce fait considérable que, pendant sa durée, Félida a la notion entière, complète, de toute son existence, tandis que, pendant l'état normal précédent, elle ignorait ce qui s'était passé pendant la condition seconde. Nous avons déjà noté ce fait important.

La condition seconde est toujours une existence entière et parfaite, si bien que l'attention la plus grande d'un observateur même prévenu est nécessaire pour la reconnaître. — Sur ce point, rien de nouveau. Seulement, plus encore que l'an dernier, la modification dans le caractère paraît s'effacer; Félida a un an de plus, avec des soucis et des préoccupations, et elle devient de plus en plus sérieuse. De plus, les douleurs et autres phénomènes d'origine hystérique s'accentuent chaque jour davantage.

Comme cette condition constitue aujourd'hui la vie presque entière de Félida, on y peut observer à loisir divers phénomènes, d'origine hystérique, d'une grande rareté. J'avais indiqué déjà ces phénomènes; depuis, ils ont pris une grande intensité et deviennent de plus en plus fréquents. Je veux parler des congestions spontanées et partielles.

A un moment donné, sans cause appréciable, et tous les trois à quatre jours, Félida ressent une sensation de chaleur en un point quelconque du corps; cette partie gonfle et rougit. — Cela se passe souvent à la face, alors le phénomène est frappant, mais le tégument externe est trop solide pour se prêter à l'exsudation sanguine; une fois seulement, un suintement de cette nature a eu lieu pendant la nuit au travers de la peau de la région occipitale, reproduisant, sans le moindre miracle, les stigmates saignants dont les ignorants font tant de bruit. Dans les points de l'organisme où le tégument est moins solide, au travers des muqueuses, la paralysie partielle et momentanée des tuniques vasculaires amène des hémorrhagies qui proviennent alors du poumon, du nez, de l'estomac, de la vessie, etc., simulant ainsi des lésions graves de ces organes; mais heureusement pour Félida, ces pertes de sang n'ont eu jusqu'à ce jour aucune importance.

Je déduirai les remarques suivantes de la coexistence de ces phénomènes avec l'amnésie et autres phénomènes d'ordre psychologique.

Les divisions, les catégories que la science impose aux études biologiques sont absolument artificielles et arbitraires. Toutes ces études se réduisent en dernier ressort à la connaissance des fonctions des organes, par suite à la science biologique qui porte le nom de *physiologie*, laquelle nous paraît les contenir toutes. Je ne parle pas de la métaphysique pure, dont le champ se restreint d'heure en heure, et qui finira par n'être plus qu'une rêverie, donnant la main, dans l'ordre des choses de l'esprit, à la poésie, à l'esthétique et autres conceptions qui ne sauraient être que des plaisirs intellectuels, des distractions pour les penseurs délicats.

Prenons l'exemple de Félida : sous l'influence indéniable d'un état maladif, de l'hystérie, nous voyons se développer en elle des phénomènes d'ordre que j'appellerai *matériel* ou *tangible*, tels que saignements de nez, vomissements de sang, etc. ; en même temps, se montrent des phénomènes d'amnésie, lesquels sont d'ordre purement intellectuel. Entre les deux, on observe des phénomènes mixtes, tels qu'extases, catalepsie, accès de délire, etc.

Où est, je le demande, la séparation entre ces accidents, séparation qui ferait distinguer le champ de la psychologie de celui de la physiologie pure ? Cette séparation n'existe pas ; sous l'influence d'un désordre dans la circulation ou dans l'innervation, l'équilibre fonctionnel est partout détruit ; surviennent alors les saignements de nez, dus à une paralysie momentanée des capillaires de la muqueuse qui laisse transvider le sang ; puis le délire, les paralysies, l'amnésie se montrent, amenés par un trouble fonctionnel analogue (paralysie ou contracture) se passant dans les centres nerveux.

Comment séparer, catégoriser ces phénomènes ? Tous sont dus à la même cause, matériels, mixtes ou intellectuels, tous doivent être justiciables de la même analyse et de la même science, et cette science, nous l'avons dit, c'est la *physiologie*. Son domaine doit grandir aux dépens de celui de ses aînées, la métaphysique et la psychologie. — Aujourd'hui, bien qu'arbitrairement séparées, ces sciences se prêtent un mutuel appui. Demain se fera la fusion intime ; plus tard, l'absorption sera complète, et de la métaphysique pure il ne restera que le souvenir.

Jusqu'ici j'ai peu insisté sur un troisième état qui s'était rarement présenté (1) ; j'y dois revenir, car il est devenu assez fréquent.

Depuis deux ans, très souvent, lorsque Félida a été vivement émue, au lieu d'entrer en condition seconde après la période de transition, elle entre dans un état qui se rapproche beaucoup d'un accès de folie. Le désordre intellectuel est très grand, le visage exprime une terreur profonde ; elle ne reconnaît plus personne, excepté son mari ; elle a de véritables hallucinations terrifiantes de la vue et de l'ouïe, et se croit entourée de fantômes et d'égorgements.

Cet état dure peu (quelques heures), et se termine par une période de transition ordinaire ; la malade rentre alors dans la condition seconde dont l'état précédent n'est en quelque sorte que la préface ou l'annexe.

J'ai été déjà conduit par l'analyse et par les analogies à considérer la condition seconde de Félida comme un somnambulisme parfait, ou

(1) Voyez p. 72 et 101.

mieux *total*, c'est-à-dire comme un état dans lequel tous les sens, toutes les fonctions intellectuelles étant en activité, la personne a les apparences de la veille sans cependant être éveillée.

Cette manière de voir a soulevé des objections. J'y insiste cependant, car depuis que ces objections ont été faites, mes réflexions sur le sommeil, les rêves et le somnambulisme ont confirmé mon appréciation. Toutefois il n'est pas superflu d'y revenir.

Je ne saurais m'adresser aux somnambules, puisqu'en immense majorité ils ignorent, comme Félida, ce qui se passe dans leur condition seconde, dans leur somnambulisme ; mais je puis demander au lecteur, quel qu'il soit, de faire un retour sur lui-même et de considérer combien est grande la perfection de certains rêves. Il en peut juger, car il s'en souvient, si surtout, ainsi que l'a fait pendant deux ans M. Victor Egger, il prend le soin d'en écrire les détails au réveil ; il sera frappé de leur ressemblance avec la vie ordinaire. Que manque-t-il à ces rêves, pour être la vie ordinaire elle-même ?... Il leur manque la cohérence et l'activité. Le dormeur est en effet immobile, et ses conceptions si parfaites, si complètes qu'elles soient, prises isolément, flottent incohérentes et sans liaison les unes avec les autres ; la réminiscence ne tient aucun compte du temps ou de l'espace, et la coordination fait voyager le rêveur sans aucun souci de la vraisemblance.

Si à l'homme endormi vous rendez par la pensée l'activité et le jugement, même incomplet, vous en faites un somnambule. Les observateurs savent que le rêveur actif est presque un homme complet. Il ne lui manque qu'une volonté suffisante pour résister aux suggestions, et que l'équilibre dans le fonctionnement des sens, particulièrement de la vue, laquelle le mettrait en rapport avec le monde extérieur. Est-il téméraire de penser que l'exercice de ce sens, grand directeur de l'activité, lui donnera ce qui lui manque pour être un homme complet ? Nous ne le pensons pas. Mais alors nous aurons le spectacle d'une personnalité agissante et parfaite, ne conservant du somnambulisme que l'amnésie.

Telle est Félida.

MM. Victor Egger et Lereboullet, reconnaissant implicitement la réalité de cette hypothèse (1), préfèrent, pour désigner cet état, le terme de *vigilambulisme* au terme de *somnambulisme total*. Nous n'y contredirons pas, quoique le mot *vigilambulisme* paraisse être une sorte de pléonasme. Je reconnais volontiers que le mot de *somnambulisme* n'est pas absolument exact, car Félida n'a jamais été somnambule dans le sens ordinaire du mot, ses périodes de veille et de sommeil étant normales ; mais il faut bien user des mots que la langue met à notre disposition, malgré leur insuffisance.

La solution de ce problème sera donnée par les psychologues qui ont pris pour sujet de leurs études le sommeil et ses analogues.

Nous venons d'étudier les modifications survenues dans la condition seconde de Félida ; nous sommes conduit naturellement à la transition qui la fait rentrer dans l'état normal.

Cette transition est de plus en plus courte et

(1) *Gazette hebdomadaire de médecine et de chirurgie.* 8 juin 1877.

identique à la précédente, quant à la perte de connaissance; mais elle en diffère par la durée.

Cela s'explique.

Dans la condition seconde, Félida est moins souffrante et plus avisée que dans l'autre état, et elle considère cet autre état comme un état maladif dont elle a honte, sentant venir le mal comme toutes les hystériques sentent venir l'attaque; elle le dissimule avec une grande habileté. — J'ai insisté précédemment sur cette habileté; je n'y reviendrai pas; il me suffira de dire que, bien plus qu'en 1876, cette période est presque insaisissable.

Il est un autre point sur lequel la période de sortie de la condition seconde diffère de la période d'entrée : c'est que, immédiatement après elle, se manifeste l'amnésie. Il n'est pas douteux que ce phénomène ne soit morbide; or est-il naturel de croire qu'il appartient à l'état dans lequel il se manifeste, c'est-à-dire à l'état normal ou ordinaire, lequel est parfait en tous autres points, et n'est-il pas plus légitime de croire que c'est pendant le court instant précédent qu'a disparu le souvenir?

Si, pour éclairer le raisonnement, nous remontons à l'origine de la maladie de Félida, à sa première manifestation, que voyons-nous ? Nous voyons une jeune fille hystérique prise d'une perte de connaissance qui la conduit à une condition seconde; mais jusqu'ici nulle amnésie, le souvenir de la vie précédente est complet; elle vit plus ou moins longtemps pendant cette condition, acquiert des idées, enregistre des faits ; puis survient une deuxième perte de connaissance. Ici la scène change, Félida est bien rentrée dans la vie ordinaire, celle dont elle vivait avant toute maladie ; mais à cette existence manque complètement le souvenir de la condition seconde qui vient de finir. — Ce phénomène d'amnésie appartiendrait-il à cet état de vie ordinaire? Nous l'avons dit, cela ne nous paraît pas probable; il serait plus naturel de penser que pendant ce court instant, pendant la courte période de transition qui précède, la mémoire, auparavant complète et parfaite, a vu disparaître un de ses éléments, la reproduction des idées.

En un mot, ainsi que je l'ai dit déjà, si Félida

ne se souvient pas, ce n'est pas parce qu'au moment où elle a oublié, elle est dans un état morbide, c'est parce qu'à ce moment elle n'a plus la faculté de reproduction, ayant perdu cette faculté dans la petite période de transition précédente.

Serrant de moins près l'analyse, j'avais dit que Félida avait perdu le souvenir parce que dans la période précédente les idées n'avaient pas fait une impression suffisante sur son cerveau ; cela n'était pas tout à fait exact, car si cette impression était sans valeur, le souvenir ne reviendrait pas tout entier dans la condition seconde suivante.

On peut comparer Félida rentrant dans la vie ordinaire à un convalescent de la fièvre typhoïde : il a déliré, puis il a oublié tous les faits de son délire; il n'en est pas moins dans un état physique et moral parfait, et c'est la faute au délire s'il ne se souvient plus. Félida n'a point déliré; mais, je le répète, il s'est passé dans ses facultés, pendant la courte période de transition qui a précédé l'amnésie, un désordre limité qui n'a porté que sur la reproduction du souvenir.

Après cette période de transition, Félida rentre dans la vie ordinaire, sinon normale; alors se passe le phénomène qui, s'il n'est pas le plus considérable, est certainement le plus frappant, je veux parler de l'amnésie.

Félida revient à elle après des mois entiers d'une autre existence, — mais elle a oublié tout ce qui s'est passé pendant ce temps, si long qu'il soit; — rien de changé dans la nature de cet oubli. — Il ne porte toujours que *sur ce qui s'est passé* pendant la précédente condition seconde, ainsi que l'ont fait remarquer MM. Victor Egger et Lereboullet dans la savante analyse qu'ils ont publiée ; cet oubli n'est toujours qu'un état latent, une éclipse momentanée de la mémoire, car pendant tout ce temps les impressions ont été non seulement perçues, mais conservées, emmagasinées, — la preuve en est dans ce fait déjà signalé et frappant que pendant la condition seconde qui suit, la mémoire revenue, ces impressions revivent.

Je reconnais avec ces auteurs que cette sorte d'amnésie n'est pas celle de la dame américaine de Mac-Nish et d'autres amnésiques, dont l'état complet fait supposer l'absence même de l'impression.

Pour mieux faire apprécier cette différence, je prendrai un exemple grossier : rien d'étonnant qu'un ivrogne à jeun ait perdu le souvenir de ce qu'il a fait durant son ivresse, — pendant ce temps le cerveau était inhabile à percevoir. Cette particularité, cette limitation dans l'amnésie, font précisément l'originalité de l'histoire de notre malade.

Bien plus que l'an passé, Félida est triste pendant ses courtes périodes d'état normal. Cette tristesse va jusqu'au désespoir, et la pauvre femme en voudrait finir avec la vie. Aujourd'hui, les souffrances d'origine hystérique sont, pendant ce temps, plus intenses que jamais ; il paraît certain que l'une des causes de la tristesse toujours croissante de notre malade est la croyance de plus en plus grande que sa maladie est au-dessus des ressources de l'art.

M. V. Egger m'ayant engagé à rechercher si l'amnésie portait sur des faits d'habitude aussi bien que sur tout autre fait, j'ai institué des observations sur ce point délicat ; elles ne m'ont pas encore donné de résultat satisfaisant; à cette heure je puis seulement dire que le mari de Félida a remarqué que pendant le temps où elle est amnésique, sa femme laisse passer l'heure à laquelle elle a l'habitude de préparer le repas de la famille; mais est-ce là une habitude dans le sens exact du mot?... M. V. Egger ne l'admet pas, une sensation organique à retour périodique, la faim, pouvant, si elle est absente ou présente, suggérer ou non l'idée en question. Quoi qu'il en soit, je donne cette petite observation pour ce qu'elle vaut.

Serait-il possible de faire prendre à Félida des habitudes réelles, bien qu'elle ait depuis longtemps passé l'âge où on les contracte? — J'y essayerai, mais, je l'avoue, sans grand espoir d'y réussir.

Cette observation sur la persistance ou la non-persistance des habitudes chez les amnésiques de l'ordre de Félida ne doit pas être perdue, car elle peut être faite sur les sujets plus jeunes qui seront ultérieurement étudiés.

IV. — RÉFLEXIONS

Après avoir successivement passé en revue les divers états, périodes ou conditions qui caractérisent l'existence de Félida et indiqué les modifications, peu importantes du reste, qu'il m'a été donné d'observer en 1877, je terminerai cette étude supplémentaire par quelques remarques générales.

MM. V. Egger et Lereboullet, bien qu'admettant que des phénomènes intermittents (comme l'est l'amnésie de Félida) peuvent être des symptômes d'une lésion permanente, se refusent à croire qu'il en puisse être ainsi chez notre malade, vu la longue durée de ces intermittences.

Je n'admets pas cette manière de voir. En

effet, je crois avoir établi plus haut que l'oubli est un phénomène, non de la condition seconde, qui est la période la plus longue, ni des courts instants de la vie normale, mais plutôt de la période d'entrée dans cette dernière vie, laquelle période est d'une durée presque insaisissable : c'est, je l'ai dit plus haut, pendant ce court moment qu'est déchiré le feuillet du livre. On ne saurait donc arguer de la longue durée des intermittences.

Du reste, l'argument d'après lequel on se refuserait à voir dans un phénomène morbide intermittent le symptôme d'une action permanente peut être réfuté par l'analogie. On voit tous les jours, sous l'influence permanente de l'hystérie, des paralysies, des contractures, etc., durer des mois et des années, guérir et revenir ainsi un grand nombre de fois.

Ce n'est donc pas cette raison qui me ferait repousser l'hypothèse que, chez Félida, l'hystérie provoque une lésion intermittente de la circulation, dans la partie du cerveau où siègent les fonctions intellectuelles, sinon la mémoire seule, dont la localisation (en tant que fonction isolée) n'est pas aussi admissible que j'ai pu le penser.

Je ne crois pas qu'on puisse mettre en doute aujourd'hui que l'activité, le fonctionnement d'un organe, ne soient en rapport étroit avec la quantité de sang qu'il reçoit; ce qui est vrai pour le rein, pour le foie, la rate, etc., ne saurait être faux pour le cerveau; on sait que les lésions de la couche corticale, chez les paralysés généraux, sont dues à l'hypérémie, laquelle est consécutive à l'abus des fonctions in tellectuelles. — L'exercice répété d'un groupe de muscles sous l'influence de la volonté amène manifestement leur hypérémie, et celle-ci seule est l'origine de leur développement hypertrophique, l'hypérémie ayant provoqué ce que j'appellerai l'*hypernutrition*. Tout le monde sait cela.

Qu'a donc de contraire à la vraisemblance la pensée que le bon fonctionnement du cerveau est en rapport étroit avec l'intégrité de la circulation, etc. ? que, par suite, les troubles de la mémoire chez Félida sont dus à un trouble dans l'apport du sang à certaines parties de cet organe ? Ou il ne sera plus permis de faire d'hypothèse, et alors que deviendront les sciences biologiques ? ou l'on admettra que les accidents de congestion partielle, qu'on observe chez Félida dans diverses parties du corps, rendent possibles des troubles circulatoires du même ordre, sinon semblables dans le cerveau.

Si, poussant plus loin l'analyse, je me demande si ce trouble est une anémie ou une hypérémie, je croirai plutôt à une anémie par contraction des tuniques vasculaires ; l'hypérémie est, en effet, plutôt l'origine d'une exaltation des fonctions, tandis que l'anémie répond à une dépression ; or, l'amnésie appartient à l'ordre des dépressions intellectuelles ; elle est comme le sommeil de la mémoire, et le sommeil s'accompagne d'anémie cérébrale.

Telle est, du moins, ma conviction.

J'ajouterai que si le fait était unique dans la science, il ne serait que curieux, et cela ne serait pas suffisant, mais il n'en est pas ainsi.

Mitchell et Nott (1) racontent un fait sem-

(1) Mitchell et Nott, *Médical Repository*, janvier 1816.

blable, reproduit depuis par Mac-Nish (1), et plus tard par M. Taine (2), Bouchut (3), Warlomont, Dufay (de Blois), Mesnet, moi-même (4), etc., avons observé des faits qui ont avec l'histoire de Félida des analogies suffisantes, et il est permis de penser que l'histoire des névroses extraordinaires et des miracles en contient d'autres qu'une idée préconçue a défigurés; car si les hommes changent dans l'appréciation des états morbides, ceux-ci ne changent point.

Ainsi se trouve posé le problème redoutable de l'unité du moi et peut-être ébranlée la croyance à la personnalité, à l'individualité, croyance qui est la base de l'étude de l'homme intellectuel et de sa responsabilité morale.

(1) Mac Nish, *Phylosophy of Sleep*, 1830.
(2) Taine, *De l'intelligence.*
(3) Bouchut, *Du nervosisme et des maladies nerveuses.* Paris, 1877, 2e édition.
(4) Voy. page 221.

V — HISTOIRE DE FÉLIDA X... EN 1878

Félida X..., qui a aujourd'hui trente-cinq ans, est, depuis longtemps, on le sait, au premier abord semblable à tout le monde ; cette ressemblance est si grande que, devenue très habile à dissimuler son amnésie et les troubles qui l'accompagnent, elle cache très bien une infirmité dont elle a honte, — et seuls, son mari et moi, dans son entourage, savons discerner la condition dans laquelle elle se trouve à un moment donné.

Couturière et mère de famille, elle remplit, à la satisfaction de tous, ses obligations et ses devoirs. D'une bonne constitution, elle n'est qu'amaigrie par des douleurs nerveuses et pa de fréquentes hémorrhagies pulmonaires ou autres, lesquelles ont leur origine dans la diathèse hystérique qui domine sa vie.

Nous l'abordons dans sa condition seconde,

qui est de beaucoup son état le plus ordinaire.

Rien de frappant, elle est absolument comme tout le monde. Enjouée et d'un heureux naturel, elle souffre peu des douleurs dont j'ai parlé plus haut; son intelligence et toutes ses fonctions cérébrales, y compris la mémoire, sont parfaitement complètes.

Un jour, le plus souvent quand elle a eu quelque chagrin, elle éprouve à la tête une sorte de serrement, une sensation à elle connue qui lui annonce son prochain changement d'état. Alors elle *écrit*. Lui demandant il y a peu de jours l'explication de cet acte, elle me répondit:

« Comment ferais-je si je n'écrivais pas ce que j'aurai à faire? Je suis couturière : j'ai sans cesse à travailler d'après des mesures déterminées; j'aurais l'air d'une imbécile auprès de mon entourage si je ne savais pas les dimensions exactes des manches ou des corsages que j'ai à tailler. »

Bientôt, Félida est prise d'une perte de connaissance complète, mais tellement courte (une fraction de seconde) qu'elle peut la dissimuler à tous. A peine ferme-t-elle les yeux, puis elle revient à elle et continue sans mot dire l'ouvrage commencé.

Alors elle consulte son *écrit* pour ne pas commettre les erreurs qu'elle redoute; mais elle est en quelque sorte une autre personne, car elle ignore absolument tout ce qu'elle a dit, tout ce qu'elle a fait, tout ce qui s'est passé pendant la période précédente, celle-ci eût-elle duré deux ou trois mois. Cette autre vie, c'est l'état normal, c'est la personnalité, le naturel qui caractérisaient Félida à l'âge de quatorze ans, avant toute maladie. Cette période, qui n'occupe aujourd'hui qu'un trentième ou un quarantième de l'existence, ne diffère de la période précédente que par le caractère. Alors Félida est morose, désolée; elle se sent atteinte d'une infirmité intellectuelle déplorable, et elle en éprouve un chagrin qui va jusqu'au désespoir, — jusqu'au suicide.

Bientôt, aujourd'hui, après quelques heures, survient une période de transition semblable à celle que j'ai décrite, et notre jeune femme rentre dans la condition seconde qui constitue presque toute son existence.

On le sait, la caractéristique de l'état normal de Félida est l'absence de souvenir du passé, si proche qu'il soit, si bien qu'arrivant chez elle à l'improviste, en dehors de l'habitude que j'ai de sa physionomie, je n'ai d'autre moyen de savoir dans quelles conditions elle se trouve que d'apprendre d'elle, par des questions adroites, si elle se souvient de toute sa vie. — Le souvenir complet, c'est la condition seconde ; le souvenir tronqué, la vie incomplète, c'est l'état normal.

Je rappellerai le troisième état qui n'est qu'un accessoire de la condition seconde, c'est, je l'ai dit plus haut, un état qui se rapproche de la folie, avec hallucinations terrifiantes (1). Félida est épouvantée par des fantômes terribles qui lui apparaissent surtout quand elle ferme les yeux ou qu'elle est dans l'obscurité. Cet épiphénomène, fréquent aujourd'hui, peut être considéré comme une marque du peu de solidité de ses fonctions intellectuelles. S'il n'est pas la folie, une personne qui peut le présenter souvent est-elle absolument saine d'esprit ?

(1) Voy. p. 72, 101 et 155.

Un fait récent, un drame intime, donnera la mesure de la profondeur de la séparation que creuse l'absence du souvenir entre les deux existences de Félida, — c'est comme un abîme.

Au mois d'avril 1878, étant en condition seconde, Félida croit avoir la certitude que son mari a une maîtresse; elle se répand en menaces contre elle; prise d'un affreux désespoir, elle se pend. Mais ses mesures sont mal prises, ses pieds renversent une table, les voisins accourent et on la rappelle à la vie. Cette épouvantable secousse n'a rien changé à son état. Elle s'est pendue en condition seconde, en condition seconde elle s'est retrouvée.

« Comme je serais heureuse, me disait-elle deux jours après, si j'avais *ma crise.* (C'est ainsi qu'elle désigne ses courtes périodes de vie normale.) Alors au moins j'ignore mon malheur. »

Et elle l'ignore, en effet, si bien que pendant les périodes d'état normal subséquentes, rencontrant cette femme, elle la comble de prévenances et de marques d'amitié; elle a eu et a aujourd'hui les relations les plus amicales avec la personne qu'elle croit, dans l'autre condition, être la complice de son mari. Certainement celle-ci n'y doit rien comprendre.

J'ai raconté ailleurs qu'à l'âge de seize ans, Félida est devenue grosse étant en condition seconde et qu'elle l'ignorait absolument dans l'autre état.

On le voit, l'intensité de la séparation entre les deux conditions n'a pas changé.

Je ne reviendrai ni sur les détails, ni sur l'analyse de cet état morbide. J'en ai dit assez pour fixer les esprits.

VI. — HYPOTHÈSES SUR LA NATURE DE LA LÉSION INTELLECTUELLE DE FÉLIDA X...

J'ai hâte d'arriver à exposer les hypothèses les plus probables sur la nature même de la lésion intellectuelle qui atteint cette jeune femme.

Ce ne sont que des hypothèses, je le reconnais; dans l'état actuel de la science, la psycho-physiologie ne nous donne aucune explication certaine ; mais ces suppositions n'en ont pas moins une importance.

Félida est hystérique depuis plus de vingt ans, c'est dire que sa constitution est dominée par une diathèse qu'on pourrait nommer *la mère des états étranges et des miracles.* A l'hystérie elle a dû les convulsions, les sommeils subits, le somnambulisme spontané, etc., que j'ai observés chez elle, il y a près de trente ans. Elle lui doit aujourd'hui les douleurs qui la tourmentent, et des congestions et des hypérémies locales et passagères qui vont souvent jusqu'à l'hémorrhagie. Ces accidents sont dus au relâchement des tuniques d'un vaisseau et se montrent dans le département de celui-ci.

Supposer qu'il se passe dans le département d'un vaisseau du cerveau, département presque entièrement circonscrit, comme chacun sait, un phénomène semblable est absolument légitime.

Certes, nul ne saurait douter que les fonctions du cerveau, de même que celles des autres organes, ne soient sous la dépendance étroite, absolue de la quantité de sang qu'il reçoit. Penser beaucoup, c'est l'hypérémie ; — penser peu, dormir, c'est l'ischémie, l'anémie. — De là à supposer que le désordre de la circulation cérébrale est le désordre dans les fonctions du cerveau, il n'y a qu'un pas.

Il existerait donc un rapport étroit entre l'état d'amnésie momentané de Félida et la quantité de sang que reçoivent telle ou telle partie, tels ou tels éléments du cerveau. La chose me paraît parfaitement admissible. Un savant, dont l'autorité est considérable en ces matières, M. le docteur Luys, pense de même (1).

Mais où commence la difficulté, où le terrain est moins solide, c'est quand nous cherchons à comprendre comment la quantité plus ou moins grande du sang reçu par le cerveau peut être l'origine de certains troubles intellectuels. Si la doctrine, du reste probable, des localisations cérébrables était générale et certaine, rien ne serait plus simple ; pour donner un exemple : il est parfaitement légitime de croire que si une personne devient passagèrement aphasique, cet état peut être dû à la diminution, par une cause quelconque, de la quantité du sang reçu par la troisième circonvolution frontale gauche. Mais chez Félida, c'est la mémoire qui est atteinte. Quel peut être le rapport entre le sang reçu par le cerveau et une fonction d'une localisation limitée improbable, puisqu'elle est liée à toutes les autres ?

(1) Luys, *Des actions reflexes du Cerveau dans les conditions normales et morbides et leurs manifestations.* Paris, 1874.

De plus, comment comprendre qu'une diminution dans l'afflux du sang au cerveau puisse être de très longue durée ainsi que le sont quelquefois les amnésies de Félida, alors que la contraction des tuniques vasculaires qui causerait cette diminution ne peut être, comme toute contraction musculaire, que de très courte durée. Serait-ce alors une contracture ou un état cataleptique de l'élément musculaire des tuniques? ou suffirait-il d'un arrêt momentané dans l'afflux du sang pour altérer suffisamment la faculté mémoire?... Autant de doutes, autant de difficultés. C'est vraiment à s'y perdre.

Aussi je fais un pressant appel au savoir et aux réflexions de ceux qu'intéresse le sujet.

J'ai pu croire et j'ai imprimé que Félida est une somnambule *totale*, c'est-à-dire une somnambule à laquelle l'éveil complet de tous les sens, y compris la vue, et par suite le fonctionnement de la coordination des idées, donnent l'apparence de la veille et j'avais été conduit à cette pensée par l'analyse attentive du sommeil et du somnambulisme et par l'analogie qu'a Félida avec la somnambule de M. Dufay.

Mais je supposais que l'éveil de la vue devait suffire pour faire du somnambulisme de Félida une personnalité complète ; or, il n'en est rien, car depuis, j'ai dû reconnaître qu'il y a des somnambules qui y voient. Tels, le séminariste de Bordeaux, le somnambule de M. Mesnet, etc. Ils ne voient que certaines choses, je le veux bien, mais le sens est éveillé sans que pour cela ils aient dans cet état les idées assez coordonnées pour posséder une personnalité complète telle que la personnalité, si parfaite, de Félida dans la condition seconde; de plus il a fini par me répugner de croire qu'une personne avec laquelle je puis m'entretenir raisonnablement pendant des heures entières des choses les plus variées, alors qu'elle est en condition seconde, puisse être en état de somnambulisme.

Et puis serait-elle une somnambule totale, comme je l'ai cru, ce ne serait que reculer la difficulté. Car, qu'est-ce au fond qu'un somnambule? il faudrait commencer par le savoir.

M. Victor Egger et plus particulièrement M. Luys m'ont suggéré une explication de l'état de Félida qui a une grande importance au point de vue psychologique. Voici cette hypothèse :

Il doit être tout d'abord reconnu ou rappelé qu'il est deux ordres de facultés : les unes, que j'appellerai *doubles*, sont les facultés sensitives, motrices ou sensorielles ; les autres *simples* ou *unes*, par exemple : la faculté du langage, la mémoire, le jugement, etc. Les premières sont *doubles* parce que nous pouvons voir avec chaque œil isolément, ou faire ensemble des mouvements différents. Les autres sont *simples* parce qu'un homme n'a qu'une mémoire, qu'un jugement, qu'une faculté de langage, celles-ci d'un ordre plus élevé que les autres constituent seules la personnalité.

Or, le cerveau étant composé de deux hémisphères, les fonctions doubles siégeraient à la fois dans des points correspondants des deux hémisphères, soit le droit soit le gauche, — il en résulterait que dans l'état ordinaire, une personne marcherait et entendrait avec les deux hémisphères, parlerait ou se souviendrait avec un seul. — Rien d'étonnant à cela ; n'est-il pas aujourd'hui hors de doute que la faculté du langage ne siège qu'à gauche (1) ? cette unilatéralité paraît du reste aussi certaine à M. Broca pour es autres facultés de l'esprit que pour la faculté du lagngae

Cela étant admis, appliquons-le au cas qui nous occupe.

Félida ayant comme deux existences vivrait et penserait, tantôt avec un hémisphère complet ou avec le cerveau tout entier, — tantôt avec un hémisphère incomplet, où manque la faculté mémoire. Je ferai remarquer que, puisqu'elle parle pendant son amnésie, c'est qu'alors elle vit avec l'hémisphère gauche. — Ce serait donc le droit dans lequel on pourrait supposer qu'existe la mémoire.

Allant plus loin dans l'interprétation du phéomène, voici ce qui se passerait chez Félida :

Sous l'empire de l'hystérie, à un moment donné il se ferait dans une artère cérébrale une modification dans le cours du sang qui alimente

(1) Voir la discussion soulevée à l'Académie de médecine sur la question de *la faculté du langage articulé*, et à laquelle ont pris part MM. Bouillaud, Trousseau, J. Guérin, Velpeau, Cerise, Parchappe, etc. (*Bull. de l'Acad. de méd.*, 1864-1865, tome XXX, passim).

un hémisphère, et le fonctionnement de cet hémisphère serait arrêté. Félida n'aurait plus alors à sa disposition que l'autre côté du cerveau, complet du reste, mais dont la faculté mémoire est absente en totalité ou en partie. Le phénomène morbide initial, ou cause, relâchement ou contraction des vaisseaux afférents, se passerait au moment même où Félida sort de sa condition seconde ; car il ne faut pas oublier que l'amnésie n'accompagne que les périodes d'existence normale.

Je suis loin de penser que cette explication donne la solution de toutes les difficultés ; mais c'est celle qui, jusqu'à ce jour, me paraît la meilleure.

VII. — RESPONSABILITÉ LÉGALE

Examinons maintenant un autre côté de la question.

Si Félida, ou toute autre personne atteinte de double conscience, commettait un crime ou un délit, dans quelle mesure serait-elle responsable ?

Préoccupé de l'importance d'une réponse, j'ai cherché à m'éclairer auprès d'un certain nombre de légistes et de magistrats de Bordeaux, dans le jugement et les lumières desquels j'ai, comme tout le monde, la plus entière confiance. Ils ont, dans l'ensemble, conclu à la responsabilité limitée. Je vais m'expliquer en citant textuellement l'opinion de l'un d'eux :

« Répondant à la question que vous voulez bien me poser en ces termes : *Semblable per-*

sonne serait-elle responsable? je n'hésite pas à répondre : « En principe, *oui*. La responsabilité légale en effet repose sur le principe de la liberté humaine et n'exige, par conséquent, que la démonstration d'une volonté maîtresse de ses actes. Or, vous vous chargez de démontrer vous-même que la volonté non seulement n'est pas abolie dans les divers états morbides que traverse Félida X..., mais même qu'elle ne souffre aucune altération appréciable, c'est la mémoire seule qui est atteinte. Toutefois, ce principe général posé, il pourrait se présenter des cas dans lesquels ces troubles de mémoire pourraient et devraient entraîner une exonération de responsabilité, mais à titre d'exception confirmant la règle que je pose. — Par exemple, Félida X... ayant reçu un dépôt pendant son état dit anormal, en refuserait la restitution une fois revenue à l'état normal, et cela parce qu'elle en aurait perdu le souvenir; la volonté n'étant pour rien dans cette tentative d'appropriation du bien d'autrui, on ne pourrait évidemment pas y voir un abus de confiance qualifié. »

Une réponse absolue ne serait donc pas

possible, et le juge aurait à apprécier l'acte en lui-même, l'espèce, comme on dit au Palais et à rechercher quelle a pu être sur cet acte l'action d'une incontestable absence du souvenir. Des aliénistes éminents pensent autrement.

Une personne, disent-ils, qui peut présenter une altération aussi profonde d'une des facultés intellectuelles, — vu la solidarité qui unit entre elles toutes les facultés de l'esprit, ne saurait être considérée comme complète et parfaite comme *compos mentis*, comme responsable. Ne serait-il pas plus légitime de croire qu'une semblable personne ne saurait être responsable que des actes accomplis dans les périodes d'état normal, qui sont du reste ceux dont elle a toujours connaissance. — Félida et ses semblables ne seraient toujours que partiellement responsables; alors leur état serait assimilé à nombre d'autres qui entraînent *de plano* l'irresponsabilité, l'ivresse, la folie transitoire, les délires, l'accès de somnambulisme, etc.

Les tribunaux n'ont eu jusqu'à ce jour à apprécier aucun fait semblable, mais il peut n'en pas être ainsi demain.

VIII. — HISTOIRE D'UN CAS ANALOGUE A CELUI DE FÉLIDA X... (MADEMOISELLE R. L.)

M. le Dr Dufay de Blois, sénateur, a étudié une malade analogue à Félida.

Voici les parties principales de son observation (1) :

Il s'agissait d'une jeune fille qui était somnambule depuis son enfance, et chez laquelle, pendant une douzaine d'années, M. Dufay a pu observer les faits suivants, qui sont des épiphénomènes du somnambulisme chez une hystérique.

Ces accidents particuliers se sont surtout développés à la suite d'une immersion dans l'eau froide pendant une période d'accès.

Je ne saurais mieux faire que de citer textuellement M. Dufay :

« Il est huit heures du soir; plusieurs ou-

(1) Dufay (de Blois). *La notion de la personnalité.* (*Revue scientifique*, 15 juillet 1876).

vrières travaillent autour d'une table sur laquelle est posée une lampe; Mlle R. L. dirige les travaux et y prend elle-même une part active, non sans causer avec gaieté.

« Tout à coup un bruit se fait entendre : c'est son front qui vient de tomber brusquement sur le bord de la table, le buste s'étant ployé en avant. Voilà le début de l'accès...

« Elle se redresse après quelques secondes, arrache avec dépit ses lunettes et continue le travail qu'elle avait commencé, n'ayant plus besoin des verres concaves qu'une myopie considérable lui rend nécessaires dans l'état normal, et se plaçant même de manière à ce que son ouvrage soit moins exposé à la lumière de la lampe. A-t-elle besoin d'enfiler son aiguille, elle plonge ses deux mains sous la table, cherchant l'ombre, et réussit en moins d'une seconde à introduire la soie dans le chas, ce qu'elle ne fait qu'avec difficulté lorsqu'elle est à l'état normal, aidée de ses lunettes et d'une vive lumière.

« Elle cause en travaillant, et une personne qui n'a pas été témoin du commencement de l'accès pourrait ne s'apercevoir de rien, si Mlle R. L.

ne changeait de façon de parler dès qu'elle est en somnambulisme.

« Alors, elle parle *nègre*, remplaçant *je* par *moi*, comme les enfants ; ainsi elle dit : *Quand moi est bête*. Cela signifie : Quand je ne suis pas en somnambulisme.

« Son intelligence, déjà plus qu'ordinaire, acquiert pendant l'accès un développement remarquable ; sa mémoire devient extraordinaire, et Mlle R. L. peut raconter les moindres événements dont elle a eu connaissance à une époque quelconque, que les faits aient eu lieu pendant l'état normal ou pendant un accès de somnambulisme.

« Mais, de ces souvenirs, tous ceux relatifs aux périodes de somnambulisme se voilent complètement dès que l'accès a cessé, et il m'est souvent arrivé d'exciter chez Mlle R. L. un étonnement allant jusqu'à la stupéfaction en lui rappelant des faits entièrement oubliés de la *fille bête*, suivant son expression, et que la somnambule m'avait fait connaître.

« La différence de ces deux manières d'être est on ne peut plus tranchée. »

On le voit, le fait est incontestable, Mlle R. L. a comme deux personnalités.

Bien qu'elle soit toujours Mlle R. L., elle a non seulement deux manières d'être distinctes pour celui qui l'observe, mais aussi pour elle-même; en effet, elle parle de l'*autre* à la troisième personne et elle ignore dans son état premier ce que cet autre a fait dans l'état second.

De plus, M. le Dr Dufay a discuté le cas de Félida dans les termes suivants (1).

(1) Dufay, *Rev. scient.*, 8 mars 1879.

IX. — DISCUSSION AU SUJET DE FÉLIDA X...

Voici comment s'exprime le Dr Dufay :

« Le cas de Félida excite d'autant plus ma curiosité que celui que j'ai eu longtemps sous les yeux ne me fournit plus aucune occasion d'étude, Mlle R... L... ayant été débarrassée de sa personnalité anormale à l'époque de la ménopause, il y a quelques années.

« Cherchant l'explication du phénomène psycho-physiologique — ou même seulement physiologique, — de la double personnalité, M. le docteur Azam s'en est entretenu avec les savants les plus compétents, et, d'après les suggestions de MM. Victor Egger et Luys, il se montre disposé à admettre, pour expliquer l'amnésie, l'hypothèse du fonctionnement alternatif, soit des deux hémisphères simultanément, soit de l'un seulement des hémisphères du cerveau, la mémoire siégeant dans l'un des deux. Et, comme la perte de la parole, faculté dont le siège occupe une région de l'hémisphère gauche, n'accompagne pas la perte de la mémoire, il s'ensuivrait que la mémoire résiderait dans l'hémisphère droit.

« M. Broca ne serait pas hostile à cette théorie, qui est, en effet, séduisante, et dont l'anatomie pathologique ne tardera certainement pas à faire connaître la valeur réelle, car la perte de la mémoire s'observe souvent.

« Seulement, il faut remarquer que l'amnésie n'est pas un phénomène de l'accès de somnambulisme; ce n'est qu'au moment du retour à l'état normal que se perd le souvenir de tout ce qui s'est passé pendant la *condition seconde*, pour employer l'expression de M. Azam. C'est donc dans la condition seconde que les facultés cérébrales s'exerceraient dans leur plénitude, et c'est dans le mode de vie ordinaire qu'une région d'un des lobes cérébraux cesserait de fonctionner.

« En effet, M. Azam a noté, comme moi, que durant toute une période d'état normal, la mémoire est complète, aussi bien pour les faits qui ont eu lieu pendant les périodes antérieures et pendant l'accès actuel de condition seconde, que pour ceux qui se sont passés pendant la vie normale. A peine, au contraire, l'accès a-t-il cessé, tout souvenir de l'existence anormale disparaît, et l'état nouveau se relie sans solution de continuité avec le moment précis où l'accès a commencé.

« Ainsi, suivant l'hypothèse en question, voilà un état pathologique — l'hystérie — qui, à l'instant où cessent les phénomènes par lesquels il se manifeste, déterminerait une modification de la circulation cérébrale ayant pour effet d'anéantir le souvenir de toute une partie de l'existence, ou plutôt de le voiler provisoirement, jusqu'au retour d'un nouvel accès. On en pourrait conclure, il me semble, que l'état de santé est celui dans lequel les fonctions s'exercent incomplètement, tandis que la maladie élève les facultés au degré supérieur, ce qui nous conduirait à modifier grandement les définitions classiques des mots *santé* et *maladie*. Ce n'est pas là, cependant, un motif pour repousser *à priori* l'hypothèse de M. Azam; mais cette remarque aura sa conséquence plus loin.

« A un autre point de vue, le savant professeur de Bordeaux s'est ému de la situation où se trouverait, aux yeux de la magistrature judiciaire, une personne affectée de la double personnalité ou double conscience, laquelle viendrait à commettre un crime ou un délit, et il a consulté, à ce sujet, un certain nombre de légistes et de magistrats éclairés (1).

« La réponse que M. Azam a obtenue implique la responsabilité limitée, suivant l'espèce, comme on dit au Palais.

« Qui donc oserait prononcer une condamnation pour un crime commis pendant l'accès, ou la condition seconde ? Il y a là une telle séparation de la personnalité, un état de conscience si différent de l'état ordinaire, que le sujet se refuse à reconnaître qu'il est la même personne qu'avant l'accès, au point que Mlle R. L. (1) parlait pendant ses accès de sa personnalité normale comme

(1) Voyez page 184.

d'une étrangère, et appréciait ou jugeait les choses très différemment dans l'un ou dans l'autre état. Or, si une modification dans la circulation cérébrale a pour résultat une telle transformation des phénomènes de conscience, que devient donc ce libre arbitre d'où découle la responsabilité, et qui n'est, en réalité, qu'un but idéal dont l'éducation parvient seulement à nous rapprocher de plus en plus ? Si maintenant, abandonnant le côté philosophique et moral de la question, on ne considère que la responsabilité *légale*, qu'on peut admettre comme une nécessité sociale, qui décidera quel est des deux états celui qui doit être considéré comme pathologique et entraînant l'irresponsabilité, lorsque les caractères de la santé et de la maladie sont intervertis comme je l'ai fait sentir plus haut ?

« M. Azam admettrait volontiers la responsabilité pour les actes commis dans la période d'état normal ; cependant si, comme il l'a reconnu lui-même, l'état normal est, sous certains rapports, un état inférieur à l'état anormal, ou de condition seconde, n'hésiterait-il pas à en faire la condition de la culpabilité ?

« A mon humble avis, l'hystérie, manifeste ou latente, domine la conscience — simple ou double — de la personne qu'elle tient en sa puissance ; les aliénistes ont cent fois raison de n'admettre la responsabilité ni dans l'un, ni dans l'autre cas, et les tribunaux agiraient sagement, si l'occasion se présentait, en se conformant aux indications de la science. »

Voici la réponse que je crois devoir faire aux critiques de M. Dufay :

J'ai à soumettre à M. Dufay deux observations : l'une porte sur la conclusion qu'il tire de la coexistence de l'amnésie de Félida avec ses périodes d'état normal, l'autre porte sur la responsabilité légale des hystériques.

M. Dufay dit :

« De ce qui précède on en pourrait conclure, il me semble, que l'état de santé est celui dans lequel les fonctions s'exercent incomplètement, tandis que la maladie élève les facultés au degré supérieur, ce qui nous conduirait à modifier grandement les définitions classiques des mots *santé* et *maladie*. »

Cette objection qui, au premier abord, paraît frappante, n'est que spécieuse et ne résiste pas à la réflexion.

L'état complet, parfait de la personne, n'est pas celui où se manifeste l'absence du souvenir, — celui qui s'éveille d'un songe peut l'avoir oublié; le convalescent de la fièvre typhoïde qui a déliré pendant de nombreux jours, et qui n'a conservé aucun souvenir de ce qu'il a fait pendant son délire, n'en est pas moins dans un état parfait de santé intellectuelle, — c'est la faute du songe et du délire si, en leur échappant, on ne se souvient pas de ce qui s'est passé dans leur durée; c'est la faute à sa condition seconde, si Félida ne garde aucun souvenir de ce qui s'est passé pendant qu'elle était sous son empire. S'il en est ainsi, c'est que les faits accomplis pendant ce temps n'ont laissé dans le cerveau qu'une trace nulle ou insuffisante.

Cette distinction de nulle ou insuffisante me conduit à rappeler que le souvenir comporte deux actes : conserver les impressions et les reproduire. Chez certains malades, chez les délirants par exemple, où le souvenir du délire disparaît à jamais, les deux actes sont abolis; chez d'autres, comme Félida, comme la somnambule de M. Dufay, chez la plupart des somnambules et nombre de dormeurs, la reproduction seule est détruite et la conservation persiste. Il faut bien qu'il en soit ainsi, puisque entre les périodes des diverses conditions secondes, la chaîne des souvenirs n'est pas interrompue.

Les deux éléments du souvenir, conservation et reproduction, sont si bien séparés et indépendants l'un de l'autre, que chacun de nous, bien qu'ayant le cerveau rempli d'images et d'impressions, n'en peut évoquer à sa volonté qu'une quantité bien petite. Viennent une odeur, un air de musique, un paysage, et le souvenir, rebelle à l'appel, surgira comme de lui-même. Emmagasiné dans la profondeur des tiroirs de la mémoire, il en sortira tout seul au moment où, souvent, nous nous en soucions le moins. Tout le monde sait cela.

Il me paraît donc hors de doute, et je crois que mes lecteurs partageront ma conviction, qu'on ne saurait penser que la vie normale de Félida est incomplète ou sa santé imparfaite, parce que cet état coïncide avec l'absence du souvenir.

Ce fait ne nous conduit donc pas à des notions différentes de l'idée classique qu'on se fait de la santé et de la maladie, et il est absolument conforme à ce que nous savons de nombre d'autres conditions secondes. A qui viendra-t-il la pensée que l'ivrogne qui s'éveille est incomplet ou malade parce qu'il a oublié tout ce qu'il a fait pendant son ivresse ? On accusera avec raison le vin qu'il a bu de cette insuffisance, De même, chez Félida, j'accuse la période de transition, qui la fait rentrer dans l'état normal, de détruire la reproduction du souvenir.

Tous ces états surajoutés, ivresse, narcotismes, délires, rêves, somnambulismes, double conscience, etc., sont similaires quant au dédoublement de la personnalité ; ils ne varient que du plus au moins. Si les conditions secondes de Félida, de la somnambule de M. Dufay, de la dame américaine de Mac-Nish et autres nous frappent et nous étonnent, c'est parce que ces conditions secondes, plus longues qu'aucun autre état surajouté, sont aussi plus parfaites, sont en un mot des existences complètes; mais si longs et si parfaits qu'ils soient, ces états n'en sont pas moins accidentels et morbides.

En ce qui touche la responsabilité légale, M. Dufay croit que Félida ne saurait être responsable d'actes délictueux commis pendant l'état normal, lequel serait inférieur à l'état anormal ; la déduction est sans doute logique, mais je viens de répondre à l'argument sur lequel elle se base et je persiste à croire que l'état anormal de Félida est aussi complet que n'importe quelle existence.

De plus, mon éminent confrère considérant que l'hystérie manifeste ou latente domine la conscience, simple ou double, de la personne qu'elle tient en sa puissance, croit que les aliénistes que j'ai consultés ont cent fois raison de n'admettre la responsabilité ni dans l'un ni dans l'autre cas et défend la thèse de l'irresponsabilité absolue des hystériques. Je serais, je l'avoue bien volontiers, de son avis et j'étendrais le plus possible, chez les hystériques comme chez tous les êtres incomplets ou malades, le domaine de l'irresponsabilité légale, mais il faut bien reconnaître que chez les femmes le nombre des hystériques s'appelle légion et que, depuis la jeune fille qui a un léger sentiment de constriction du cou à certaines époques, jusqu'à la convulsionnaire aliénée ou à la miraculée la plus extravagante, il y a un nombre considérable de degrés. Auquel de ces degrés s'arrêtera la responsabilité?... Il me paraît difficile que le magistrat n'ait pas à apprécier *l'espèce* du délit ou du crime, quitte à lui de faire juger par un médecin du degré de la maladie et d'en déduire la responsabilité.

S'il est inique de condamner comme criminelle la servante hystérique qui égorge les enfants confiés à sa garde avec le laisser-aller qu'elle aurait mis à manger une poignée de plâtre, il serait dangereux pour la société d'innocenter de parti pris toute criminelle, parce qu'elle aura la boule hystérique ou des gonflements de l'épigastre. Toutes deux, cependant, sont tenues sous la puissance de la même diathèse, mais leur conscience n'est pas dominée de la même manière, pour me servir des expressions de M. Dufay.

S'il devient certain qu'il existe un rapport étroit entre les fonctions cérébrales ou intellectuelles et le mode de circulation du sang dans le cerveau, des horizons nouveaux s'ouvriront à leur thérapeutique. N'avons-nous pas, en effet, ou ne pouvons-nous pas avoir sur cette circulation une action certaine? Il faut bien le dire, cette thérapeutique est un peu mince, et il ne serait pas mal venu celui qui pourrait l'agrandir.

Je ne saurais me faire, sur ce point, des illusions qui n'ont rien de scientifique; mais puisqu'il est incontestable qu'on a prise sur les fonctions des organes en agissant sur leur circulation, puisque l'ischémie des tumeurs les fait diminuer et disparaître, pourquoi n'en serait-il pas de même du cerveau et de ses fonctions? N'oublions pas qu'on arrête les convulsions des enfants en comprimant leurs carotides.

X. — LOCALISATION DE LA MÉMOIRE DÉDUCTIONS THÉRAPEUTIQUES A TIRER DU FAIT DE LA DOUBLE CONSCIENCE

Aujourd'hui, comme toujours, depuis vingt ans, j'observe chez Félida X... les mêmes phénomènes circulatoires, hémorrhagies des muqueuses, gonflements et hypérémie limitée de la peau, semblables aux stigmates dont on a voulu faire trop facilement des miracles. Une fois même, Félida a eu une hémorrhagie, ou plutôt un suintement de sang par la peau de la région postérieure du cou.

Le phénomène intellectuel qui se manifeste par l'altération de la mémoire se passe donc en même temps que les altérations de la circulation. Examinons s'il est entre les deux un rapport de cause à effet.

Avant d'aller plus loin, rappelons un fait incontesté, c'est qu'il existe un rapport étroit entre l'exercice d'une fonction et la quantité de sang que reçoit l'organe chargé d'exécuter cette fonction. Cela est vrai pour les muscles, pour les reins comme pour le cerveau. Ainsi, en ce qui touche ce dernier organe, on sait, si on admet l'opinion d'Hammond (1), que, pendant le sommeil, qui est le repos des fonctions intellectuelles, le cerveau reçoit une quantité de sang plus petite que pendant la veille. On sait, par contre, que chez les paralysés généraux où l'exercice de ces mêmes fonctions a été ou est excessif, la désorganisation de l'organe central est précisément due à une hypérémie constante ou souvent répétée. Il est d'expression vulgaire de dire : *Trop travailler porte le sang à la tête.*

Cela étant admis, il paraît certain que la cessation ou l'exaltation momentanée d'une fonction dépendront du plus ou du moins de sang que reçoit la partie ou les parties du cerveau préposées à l'exécution de cette fonction ; ainsi, les éclipses de mémoire de Félida se-

(1) Hammond, *Traité des maladies du système nerveux.*

raient dues à des anémies cérébrales partielles ou à des actions circulatoires analogues.

Cette donnée nous conduit à deux propositions que nous allons examiner successivement.

La première touche la localisation de la mémoire.

La deuxième, et c'est particulièrement celle qui fait le sujet de ces lignes, a trait à l'action que peut avoir la médecine sur la circulation dans le cerveau et par suite sur le fonctionnement des facultés de l'esprit.

1. *Localisation de la mémoire.*

Si chez Félida nous voyons s'altérer, sous l'influence d'une anémie partielle, la faculté mémoire, cette altération coexistant avec l'état parfait de toutes les autres facultés, il est naturel d'en déduire qu'elle ne porte que sur les éléments de la mémoire.

Mais où sont ces éléments? Dans quelles parties du cerveau se trouvent-ils? En un mot, la mémoire est-elle localisable?

Si le mot de *localisation* devait être entendu dans le sens courant, comme indiquant un siège dans un point limité, cela ne saurait être vrai, car l'exercice de la mémoire est commun à toutes les facultés de l'esprit, aucune d'elles ne saurait fonctionner sans mémoire. J'avais émis déjà la pensée que chez Félida la fonction du langage articulé, dont on sait le siège situé à gauche, demeurant intacte, alors que la mémoire est atteinte, celle-ci devait siéger à droite ; mais la fonction du langage ne peut elle-même se passer de mémoire, donc il serait difficile d'admettre que l'hémisphère droit a le monopole de la mémoire.

Malgré l'apparence, ces deux affirmations ne sont pas inconciliables.

Le mot *localisation* ne signifie pas qu'une faculté siège dans une partie limitée du cerveau et seulement en ce point. Il doit être entendu autrement ou remplacé par un autre. Il est des facultés dont la mise en action est plus ou moins indépendante de l'exercice d'autres facultes, ainsi l'abstraction, la faculté du langage. Il en est d'autres, la mémoire par exemple, dont l'emploi est lié à l'existence de toutes. Pour les premiers, les éléments cérébraux qui les représentent seront plus ou moins groupés, ou plus ou moins mêlés aux éléments des facultés qui s'exercent avec elles ; pour les autres, comme pour la mémoire, le mode de localisation sera arrêté. Les éléments cérébraux qui sont leurs organes sont disséminés dans les sièges de toutes les autres facultés.

En août 1878, j'ai dit cette pensée nouvelle à M. de Quatrefages, et ce savant n'a pas paru éloigné de l'admettre.

« Il y aurait, disait-il en la développant, comme des cellules mnémoniques, qui seraient répandues un peu partout, qui seraient éparses parmi les cellules présidant aux autres facultés.

« Il y aurait donc deux modes de localisation : l'une que j'appellerais la localisation *circonscrite*, l'autre la localisation *disséminée*. »

On me dira que ce sont là des chimères, des vues de l'esprit, et qu'il est bien loin le temps où la médecine aura raison des lésions fonctionnelles du cerveau qui portent le beau nom de *maladies de l'esprit* ou *mentales*, et où la localisation des facultés intellectuelles sera une vérité scientifique. Je le veux bien. Ces idées peuvent être aujourd'hui des chimères. Mais si le chemin qui mène à un but est long et difficile, cela importe peu ; ce ne sont que questions de temps et d'étude. Le principal, c'est qu'il y conduit. N'est-ce pas quelque chose qu'indiquer le lieu précis où peut-être ce chemin commence?

Aussi ai-je été heureux de voir que M. Brown Séquard, dont nul ne contestera la science et l'autorité, a exprimé la même pensée dans sa leçon d'ouverture au Collège de France le 2 décembre 1878.

Après avoir dit qu'il aurait à émettre des doctrines nouvelles sur les fonctions du cerveau, il dit:

« Que les cellules nerveuses de l'encéphale formant les centres doués d'une fonction cérébrale quelconque, loin de former un groupe ou une agglomération dans une partie distincte ou bien délimitée, sont au contraire disséminées de telle manière que chaque fonction a des éléments pour son exercice dans des parties très variées de l'encéphale. »

De ce qui précède il résulte que si la mémoire n'est pas localisable d'une façon limitée, elle doit l'être, comme les autres facultés, d'une façon que j'appellerai *disséminée*.

Mais s'il en est ainsi, comment admettre qu'une action sur la circulation ou un resserrement de vaisseau sanguin puissent agir sur les éléments disséminés dans le cerveau ?

J'avoue que dans l'état actuel de la science, il est impossible de donner une réponse précise ; on peut cependant, par une analogie, faire comprendre comment la chose est possible. Si entre deux hommes qui, sur un violon, exécutent le même air, c'est-à-dire la même succession de notes, il existe la différence du musicien ordinaire au musicien de talent ou de génie, c'est que ce dernier, en variant la pression du doigt ou le mode d'attaque de l'archet sur la corde, sait donner au son une qualité ou une expression particulières. Si une variation dans la pression du doigt peut produire de semblables effets, ne peut-on pas attendre un effet, analogue, quasi insaisissable d'une variation dans la constriction ou dans le relâchement d'un vaisseau qui porte le sang au siège d'une fonction intellectuelle ?

Si, enfin, l'action de la volonté sur les muscles de la main et des doigts peut produire de tels résultats, est-il déraisonnable de croire que l'action de certaines maladies ou de certains agents thérapeutiques peut avoir sur les éléments contractiles des vaisseaux un effet comparable ?

Pour me résumer, le système nerveux des vaisseaux cérébraux aurait sur les fonctions une action excitante ou modérante, et dans le fait qui nous occupe, l'un des éléments constitutifs de la faculté mémoire devrait sa disparition momentanée à une action temporaire de l'hystérie sur ce système.

2. *Action de la médecine sur la circulation dans le cerveau.*

Ma deuxième proposition a trait à l'action que peut avoir la médecine sur la circulation dans le cerveau et par suite sur les fonctions de cet organe.

La compression des carotides a une action certaine sur la quantité de sang que reçoit l'organe central. En effet, l'expérience a démontré par les observations de Blaud de Beaucaire, de Merz et de Fevez que cette compression était un moyen excellent de faire cesser les accès de migraine et les convulsions des enfants. Albers de Bonn a réussi à modérer ainsi les attaques d'épilepsie. Trousseau (1) appuie la vérité de ces faits de son autorité et de sa haute expérience. Or, que sont les maladies sur lesquelles agit ainsi ce moyen purement mécanique ? Ce sont des maladies fonctionnelles du cerveau.

A côté de ce fait certain, il en existe d'autres qui peuvent être interprétés dans le même sens.

Tout le monde sait que l'on travaille moins bien, que les facultés intellectuelles sont moins nettes, pendant la digestion; or, à ce moment, l'équilibre général de la circulation est altéré par l'afflux plus grand du sang à l'estomac, de là, une légère atteinte au fonctionnement des facultés.

(1) Trousseau, *Clinique médicale de l'Hôtel-Dieu*, 7e édit. Paris, 1885.

Pendant le sommeil les facultés intellectuelles fonctionnent, mais mal, leur équilibre est rompu ; si le sommeil est profond, elles fonctionnent très peu ou point; or, qu'est le sommeil, si ce n'est un état relatif d'anémie cérébrale ? Provoquer le sommeil par des manœuvres externes ou par des agents hypnotiques internes peut donc être un moyen d'agir sur la circulation du cerveau.

L'expérience m'a démontré que le strabisme convergent chez les épileptiques provoque l'accès. Or, n'est-il pas probable que ce strabisme agit sur le cerveau d'une façon contraire à la compression de la carotide, en comprimant par la contraction de certains muscles moteurs de l'œil les quelques veines qui retirent le sang de la base du cerveau et qu'on sait passer dans l'orbite ?

L'électricité, le chaud, le froid, l'opium, le seigle ergoté, la digitale, le curare, l'attitude, l'hydrothérapie, etc., sont ou peuvent être des modificateurs de la circulation. Il en est certainement nombre d'autres dont l'action peut être démontrée par l'expérience.

Le médecin est donc dès aujourd'hui en possession de moyens nombreux qui peuvent agir sur la quantité du sang que reçoit le cerveau. Et si mon hypothèse (qui, en ce qui touche certaines fonctions, est une certitude) était admise, l'expérimentation augmenterait bien vite le nombre, la variété et l'efficacité de ces moyens.

Est-ce à dire pour cela que la médecine soit en mesure de conjurer les innombrables altérations fonctionnelles du cerveau ? Nous ne le pensons pas, pour aujourd'hui, mais il est permis de l'attendre de recherches faites dans le sens que j'indique.

XI. — ÉTAT DE FÉLIDA X... EN 1882

Pendant les vingt-cinq années qui se sont écoulées, depuis 1857 jusqu'à 1882, le fond de la maladie est resté le même, mais il s'est fait peu à peu, surtout dans la durée respective des périodes, des modifications telles, que si je ne les avais pas vues se produire, je ne saurais comparer l'état actuel de Félida à celui que j'ai observé chez elle, dans les premiers temps de mon étude.

Petit à petit et d'une façon pour ainsi dire insensible, la durée des périodes de condition seconde s'est accrue aux dépens de la vie normale et, vers 1865, c'est-à-dire après dix ans environ, la vie de Félida était partagée en deux parties à peu près égales ; en même temps, la durée des périodes de transition pendant lesquelles la perte de connaissance est complète, s'était réduite à quelques minutes, bientôt la durée des conditions secondes a été plus grande, partant, les pertes de connaissance plus rares et cet état (la condition seconde) a duré pendant des journées entières.

Après quinze à dix-huit ans de maladie (si c'est une maladie), j'ai pu observer que Félida était exactement dans la situation où elle était au commencement, avec cette différence que la condition seconde avait remplacé la vie normale, et réciproquement.

Enfin, est venu un moment qui est l'état actuel, pendant lequel Félida a vécu, ou vit à peu près toujours en condition seconde et où l'état normal, la vie normale avec sa perte de souvenirs si caractéristique, n'apparaissent plus qu'après des intervalles de quinze jours à trois semaines et ne durent que quelques heures et où les périodes de transition, qui ne duraient que quelques minutes, se sont réduites à quelques secondes ou à une durée si inappréciable, que Félida, qui veut que son entourage ignore sa maladie, peut les dissimuler complètement.

Aujourd'hui, nous venons de le dire, mais

nous tenons à y insister, l'existence à peu près entière de Félida se passe en condition seconde. Son mari, son fils et moi, seuls, le savons. Après quinze jours, un mois, deux mois, apparaissent de courtes périodes de vie normale précédées et suivies de transitions inappréciables. Leur apparition est quelquefois spontanée, mais elle est le plus souvent provoquée par une contrariété quelconque — les apparitions spontanées ont surtout lieu pendant la nuit.

Mais il est d'autres changements qui ont une certaine importance.

Si le lecteur veut bien se reporter aux premières années de la maladie de Félida, vers 1858 (1), il se souviendra qu'à ce moment la vie ordinaire de Félida était tourmentée par des manifestations douloureuses des plus pénibles, et que son caractère était triste, même sombre et taciturne. J'ajouterai, je l'ai déjà dit, que cette tristesse, à un moment, a été telle, que notre malade a tenté de se suicider, tandis que, comme par opposition, les périodes de condition seconde étaient caractérisées par l'absence de douleurs

(1) Voyez page 63.

et par une grande gaieté. En un mot, Félida avait, en même temps que deux existences, deux caractères absolument différents. Petit à petit, soit sous l'influence des années et des épreuves de la vie, soit pour tout autre cause, les conditions secondes qui, nous l'avons dit, sont devenues la vie à peu près entière, n'ont plus présenté ni gaieté ni liberté d'esprit, mais la gravité et le sérieux de toute personne raisonnable.

En un mot, aujourd'hui, un observateur non prévenu ne trouverait chez Félida ni une sombre tristesse, accompagnée de pénibles douleurs, ni une gaieté folâtre, mais constaterait chez elle un caractère sérieux et, au point de vue pathologique, nombre de douleurs hystériques; pour mieux dire, les deux caractères se sont égalisés et comme fondus l'un dans l'autre.

On le voit si, pendant les années qui viennent de s'écouler, il s'est produit dans l'état de Félida des changements considérables, le fond de sa maladie est demeuré le même.

Est-il permis de supposer que cette jeune femme guérira? Oui, sans doute; mais seulement, nous le croyons, au moment de la vie qui approche pour elle où chez les femmes cessent d'habitude les manifestations de l'hystérie.

Mais comment guérira-t-elle ? Il est probable que cette guérison se fera par la disparition des états qu'elle nomme ses *crises*, lesquels ne sont autre chose que ses périodes d'état normal ou de condition première. Alors se passera chez Félida ce phénomène singulier que sa condition seconde, qui aujourd'hui est presque toute sa vie sera sa vie tout entière, et qu'ayant commencé son existence, jusqu'à l'âge de quinze ans, avec une personnalité, elle la terminera avec une autre, ayant eu, pendant une trentaine d'années, comme deux personnalités à la fois se partageant inégalement le temps.

Étrange problème dont la solution est bien difficile ! Or, cette solution pourrait être demandée si Félida avait à encourir une responsabilité légale. Qu'arriverait-il, en effet, ou que serait-il arrivé, si, alors que cette jeune femme avait ses deux vies à peu près égales en durée, elle avait commis un crime ou un délit dans sa condition seconde, et que pendant sa condition première la justice lui en eût demandé compte? Il est certain qu'elle l'eût absolument ignoré. Était-elle responsable?

Sans revenir sur des détails déjà connus, je dois cependant insister sur cette absence de souvenir qui est le côté le plus saisissant de cette existence. On ne saurait croire — si l'on n'y réfléchissait sérieusement — les singulières péripéties que peut amener dans la vie ce partage en deux, provoqué par l'absence du souvenir.

Chacun, en s'examinant soi-même, peut se rendre compte de l'état d'esprit singulier dans lequel il serait s'il se voyait subitement enlever le souvenir du dernier mois qui vient de s'écouler; la vie serait alors semblable à un livre auquel on aurait arraché violemment de loin en loin des feuillets.

Quel singulier effet ferait la lecture d'un pareil livre!

Telle a été et telle est encore Félida.

XII. — ÉTAT DE FÉLIDA X... EN 1887

Au moment où est publié ce livre, en 1887, Félida a quarante-quatre ans.

Son état est le même qu'en 1882. Les périodes de vie normale deviennent de plus en plus rares.

XIII. — NOUVEAU FAIT D'AMNÉSIE PÉRIODIQUE

En août 1877, j'ai eu la bonne fortune de rencontrer aux eaux des Pyrénées un jeune malade atteint d'une névrose extraordinaire, dans laquelle la perte du souvenir joue un rôle très important.

Grâce à l'obligeance de sa mère, qui a bien voulu me communiquer le journal de la maladie de son fils, grâce à M. le docteur Rigal, professeur agrégé à la Faculté de médecine de Paris, grâce aussi à M. le docteur Ferrier de Pauillac, il m'est permis de publier les points les plus importants de cette singulière histoire.

J'exprime ici mes remercîments à Mme X..., qui a bien voulu me communiquer ses notes confidentielles; sans elle, cette relation était presque impossible. Mme X... a très bien compris le but élevé que se propose la science.

Albert X... est âgé de douze ans et demi ; il est d'une bonne constitution et grand pour son âge. Il appartient à une famille honorable et distinguée ; il est très intelligent et a reçu d'un précepteur un commencement d'instruction sérieuse. Entouré de personnes pieuses, ses sentiments religieux ont été très développés, et vu le rôle important que jouent dans cette maladie les phénomènes intellectuels, vu l'âge du malade, ce développement ne saurait être passé sous silence.

Albert X... avait environ cinq ans lorsqu'il a été pris sans cause connue et sans antécédents héréditaires appréciables de quintes de toux nerveuse apparaissant régulièrement trois fois par jour ; les médecins qui l'ont soigné les ont considérées avec raison comme des accidents choréiques ; aucun antipériodique ne put jamais modifier ni leur intensité ni leur mode d'apparition.

Jusqu'aux premiers jours du mois de janvier 1875, cet état, bien que pénible, n'avait pas préoccupé la famille du jeune Albert, lorsque, le 5 de ce mois, un accès de toux spasmodique plus violent que d'habitude étant survenu, le médecin de la famille tenta l'éthérisation du malade; la période d'excitation dépassa toutes les bornes, sans que la résolution musculaire pût être obtenue. Les phénomènes nerveux furent exaspérés, les accidents choréiques du larynx envahirent d'autres groupes musculaires et se compliquèrent de convulsions, de paralysies diverses, allant jusqu'à la perte de la parole; à cet état s'ajoutèrent des phénomènes intellectuels, tels qne des peurs imaginaires et des hallucinations terrifiantes.

Il ne paraît pas que le jeune Albert ait eu des pertes de connaissance complètes, dans le sens ordinaire du mot.

En même temps, la famille est frappée de ce fait qu'Albert a complètement perdu la mémoire du passé; de plus, il ne sait ni lire, ni écrire, ni compter; il cause mal; il a complètement oublié tout ce qu'il savait, tout ce qui lui a été enseigné. Il ne reconnaît plus les personnes qui l'entourent, sauf son père, sa mère et la religieuse qui lui donne des soins.

Après quelques jours, vers la fin de janvier, les phénomènes convulsifs et paralytiques avaient disparu; du reste, dans leur intervalle, Albert montait à cheval, sortait avec ou sans son père, et vivait de la vie ordinaire; mais la mémoire n'est point revenue.

Enfin, après environ vingt jours de cet état bizarre, le voile se déchire, et l'enfant est surpris par le retour du souvenir. Il a la notion entière du passé; il sait lire, il peut écrire.

Je n'insisterai pas sur le détail des nombreux phénomènes qui ont leur origine dans le désordre du système nerveux; je dirai seulement qu'à cet état s'ajoute une exaltation religieuse d'une grande intensité.

Le 2 février, après un très court intervalle de santé parfaite, les accidents reparaissent; quelques mots les résument : paralysies et contractures diverses accompagnées, comme dans la période précédente, d'une grande exaltation religieuse et de terreurs; en même temps la mémoire disparaît encore, sans reparaître entre les accidents nerveux, qui arrivent toujours périodiquement, chaque jour, à cinq heures du soir.

Cet état complexe dure, cette fois, jusqu'à la fin du mois de mars.

Et c'est seulement à la fin de ce mois que reparaît la mémoire dont l'éclipse a été beaucoup plus longue que dans la précédente période morbide. Cette fois le souvenir est revenu graduellement, et, le 27 mars, la mère inscrivait dans son journal la *guérison complète de son fils*.

Depuis cette date jusqu'au 10 novembre, Albert X... a vécu de la vie ordinaire.

Le 10 novembre 1876 reparaissent les accidents hystériques ou choréiques avec leur périodicité bien connue, paralysies, hoquets, toux, suffocations, tics, aboiements, terreurs, etc.

Le 12, la mémoire disparaît.

Vers le milieu de décembre, l'enfant perd, pendant ses accès, la vue, la parole et l'ouïe, et les phénomènes choréiques et l'hypéresthésie acquièrent une telle intensité que, d'après la mère, *le moindre contact produit l'effet d'une décharge électrique;* malgré ces phénomènes, qui arrivent toujours périodiquement, l'enfant peut, dans les intervalles, vivre de la vie ordinaire : monter à cheval, conduire une voiture et causer avec intelligence et lucidité, sans cependant avoir recouvré la mémoire. Celle-ci a disparu le 12 novembre et ne reparaît que le 19 décembre ; à ce moment, elle revient tout à coup complète et entière, et la période morbide est terminée.

Le quatrième accès de cette singulière maladie débute deux mois après, le 22 février 1877. Il est en tout semblable aux précédents, sauf l'apparition pendant les manifestations périodiques de douleurs nerveuses dans les entrailles, qui font horriblement souffrir le malade. Ainsi que dans les trois périodes précédentes, la mémoire a disparu dès les premiers jours pour ne reparaître que le 19 mars. « Ce jour-là, dit le journal de Mme X..., *Albert a recouvré toute sa mémoire et sait tout ce qu'il avait appris.* »

Depuis ce moment jusqu'en novembre 1877, la santé du jeune Albert s'est maintenue ; mais, cédant à de sages conseils, sa famille lui fait suivre un traitement hydrothérapique, en attendant les modifications qu'amène la puberté dans l'organisme, modifications sur lesquelles il est très sérieusement permis de compter.

En résumé, Albert X... est atteint d'une névrose générale de l'ordre de l'hystérie, laquelle, bien que rare chez l'homme, y a été cependant maintes fois observée; aux manifestations singulières de cette névrose s'ajoutent des accidents de chorée et enfin des troubles plus rares qui portent sur la mémoire. Je n'insiste que sur les phénomènes de ce dernier ordre; eux seuls ont, en effet, une importance considérable, particulièrement au point de vue psychologique, les autres manifestations morbides, malgré la singularité de leur expression, étant connues de tous.

Quatre fois, en deux ans et dix mois, Albert X... a présenté des périodes morbides, dont la moindre a duré près d'un mois. Quatre fois il a perdu complètement la mémoire, et ce phénomène d'amnésie a duré tout le temps des périodes, tandis que des accidents nerveux d'un autre ordre étaient franchement intermittents.

Aujourd'hui (novembre 1883), le jeune Albert X..., âgé de dix-neuf ans et complètement guéri, a une personnalité parfaite.

L'accident singulier que je rapporte n'était, chez ce jeune homme, qu'un épiphénomène d'un état général dérivé de la chorée. On sait les singuliers accidents que cette névrose, proche parente de l'hystérie, peut provoquer.

Il est certain que, comme chez Félida, l'amnésie a été chez Albert un mode d'expression de la diathèse qui domine sa constitution.

L'amnésie d'Albert X... n'était pas semblable à celle de Félida; elle était plus complète, plus profonde; Albert perd, en effet, le souvenir de tout ce qu'il avait appris et des idées dites générales. En cela il est semblable à la dame américaine de Mac-Nish. Cependant, il n'a jamais eu les apparences du dédoublement de la personnalité. — Je ferai observer qu'il n'a pas oublié certaines notions dans lesquelles l'habitude entre pour une très grande part. Albert sait toujours monter à cheval, conduire une voiture ; enfin il n'a jamais oublié ses prières, ni le moment de les dire ; sa mère m'a tout spécialement signalé cette circonstance.

Au sujet de la lecture, j'ai à faire une remarque : dans les retours du souvenir du jeune Albert, cette notion est revenue tout d'un coup, entière et parfaite. Pendant l'amnésie, l'enfant ne voyant dans les caractères imprimés ou écrits que des signes sans valeur, tout à coup leur ensemble a eu un sens pour lui.

J'ajouterai que la mère d'Albert est la seule personne qu'il ait toujours reconnue pendant son amnésie, dans son entourage, il reconnaissait son père ou l'un ou l'autre de ses frères ou sœurs, mais pas toujours les mêmes. Tantôt il reconnaissait une levrette qu'il aime beaucoup, tantôt, ayant oublié son existence, il la transformait, grâce à des hallucinations de la vue, en un monstre épouvantable.

Si les lésions de la mémoire que j'ai observées chez Félida X... et chez Albert X... sont d'une grande rareté, la diathèse qui les a produites est assez connue; cependant elle ne l'est pas encore assez pour qu'il soit permis de s'arrêter dans son étude. J'ai la confiance que l'analyse bien faite des futurs faits de cet ordre perfectionnera leur thérapeutique. Ce désir n'est pas superflu, car il faut reconnaître que le traitement des accidents de cette nature est entouré d'un vague qui laisse une prise déplorable au charlatanisme de tout genre.

III

LES ALTÉRATIONS DE LA PERSONNALITÉ

Littré définit la personnalité : *Ce qui fait qu'une personne est elle, et non pas une autre.*

Mais cette définition générale s'applique à la personne tout entière, soit physique, soit morale ; en effet, un individu diffère d'un autre, et par ses traits, son âge et sa taille, et par son caractère, son intelligence et ses mœurs.

Or, dans les lignes qui suivent, je n'ai l'intention d'étudier que la personnalité qui n'est pas physique ; elle sera intellectuelle ou morale, le qualificatif importe peu.

I. — LA PERSONNALITÉ CHEZ LES ANIMAUX

Je crois au préalable devoir rechercher si la personnalité est le propre de l'homme; s'il est, en un mot, des animaux qui la possèdent.

La chose est certaine ou probable, mais seulement pour quelques animaux dits supérieurs, ou plutôt pour ceux dont l'homme fait ses compagnons : tel chien a parfaitement son individualité physique et morale, son maître ne le confondra pas avec un autre chien, et s'il parlait, nous saurions certainement que son intelligence ou sa moralité ne sont pas celles d'un autre chien.

En descendant l'échelle de la sociabilité, la valeur de la personnalité diminue : moindre pour le cheval ou le bœuf, sa notion devient obscure pour l'oiseau, douteuse pour l'insecte et nulle pour les animaux inférieurs. Tous les merles, tous les rossignols, se connaissent sans doute entre eux, puisque nous savons qu'ils ne se trompent pas de femelle; mais nous n'avons pas la notion de ces différences ou de ces personnalités; de plus, pour nous, toutes les couleuvres, toutes les anguilles, toutes les huîtres sont semblables les unes aux autres; il est absolument permis de douter que telle ou telle d'entre elles ait une personnalité, sans toutefois pouvoir affirmer que telle couleuvre ou telle anguille n'a pas de sa personnalité propre ou de celle de ses congénères une notion quelconque.

II. — LA PERSONNALITÉ CHEZ L'HOMME

Chez l'homme, la personnalité joue un rôle prépondérant : il est le plus élevé des êtres organisés et son existence est, en quelque sorte, liée à la notion de son individualité, de son *moi*. L'homme, à la fois esprit et matière, est double ; mais en tant qu'esprit, il est *un;* l'unité du moi est un axiome qui, dans l'application à l'état social, est une fiction nécessaire : je n'ai pas ici à développer cette pensée ; mais, si cet axiome : *le moi est un*, n'est pas gravement ébranlé par un petit nombre de faits bien observés, il est atteint en tant qu'affirmation certaine, et si l'exception est rare, très rare, elle est possible ; or, si elle est possible, on doit compter avec elle.

La responsabilité est étroitement liée à l'unité

du moi : si celle-ci était absolue, inébranlable, inaltérable, la responsabilité atteindrait tout acte de l'homme. Mais il n'en saurait être ainsi ; car l'homme ivre, le délirant, l'aliéné, etc., ne sauraient être responsables d'actes commis par eux en dehors de leur volonté raisonnable, alors qu'ils n'avaient pas conscience de ces actes. L'acte conscient, seul, tombe sous le coup de la responsabilité ; encore faut-il que la conscience de celui qui l'a commis soit entière.

L'étude qui suit tend donc à restreindre le champ de la responsabilité humaine. L'exposé des faits sur lesquels elle est basée accroît, je le reconnais, les difficultés d'une question déjà bien ardue ; mais qu'y faire ? Les faits ont une brutalité devant laquelle il faut s'incliner, et tous les raisonnements du monde ne pourraient prévaloir contre eux, à la théorie de s'en accommoder.

J'ajouterai que dans les lignes qui suivent je n'ai pas la pensée de m'occuper des altérations volontaires de la personnalité.

Il est en effet nombre de gens, malfaiteurs pour la plupart, qui ont un intérêt quelconque à se faire passer pour d'autres personnes (1). Ceux-là ne relèvent ni de la médecine ni de la psychologie, mais bien de la police correctionnelle.

Je n'ai pas davantage à m'occuper des acteurs qui, jouant un rôle, peuvent prendre avec la plus grande perfection la personnalité de ce rôle et entrent parfaitement, comme ils le disent, *dans la peau du bonhomme.*

L'homme valide et sain d'esprit a parfaitement la notion de sa personnalité; il sait qui il est, et sa mémoire lui rappelle qui il a été; sa conscience le dirige dans ses actes et, avec l'aide de son intelligence et de sa moralité, il vit de sa vie propre. De plus, pour ceux qui l'entourent, il est une personne différente des autres, ayant des caractères plus ou moins distinctifs.

Mais l'intégrité de cet état n'est pas le lot de tout le monde; il est nombre de circonstances dans lesquelles l'homme perd la notion de son moi, ou bien il se croit une autre personne, ou

(1) Voyez A. Bertillon, *L'Identité des récidivistes* (*Science et Nature*, 1885, tome IV, p. 198).

il ignore ce qu'il a été; en un mot, il donne à l'observateur le spectacle d'un homme, ou qui croit être ce qu'il n'est pas, ou qui, ignorant ce qu'il est, agit, bien que sain d'esprit, comme si deux personnalités s'ignorant mutuellement se succédaient en lui.

De là l'indication d'étudier successivement deux groupes d'altérations de la personnalité :

1° Celles qui sont dues à un état morbide des facultés intellectuelles d'une origine quelconque ;

2° Celles qu'on peut observer chez les personnes qui, tout en étant saines d'esprit, dans le sens ordinaire du mot, sont momentanément dans des états particuliers provoqués ou spontanés, ou sont sous la dépendance de névroses diverses, telles que l'épilepsie, la chorée, l'hystérie.

III. — ALTÉRATIONS DE LA PERSONNALITÉ DUES A UN ÉTAT MORBIDE DES FACULTÉS INTELLECTUELLES

Les altérations du premier groupe s'observent à la suite de l'ingestion de diverses substances; elles sont aussi des épiphénomènes de certaines maladies et de l'aliénation mentale.

J'entrerai ici dans quelques détails sans trop insister cependant sur des faits connus de tout le monde.

L'opium, la belladone, le haschisch (1), l'éther (2), le chloroforme, les alcools, etc., font souvent croire aux personnes qui sont sous leur influence qu'elles sont transformées, soit en une autre personne, soit en un animal quelconque ou en un être surnaturel.

(1) Aug. Voisin, *Leçons sur les maladies mentales*, p. 288.
(2) Beluze, *L'Etheromanie* (*Ann. d'hyg.* 1886, 3e série, t. XVI, p. 539).

On est fondé à croire que les loups-garous ou lycanthropes ont pu devoir l'idée qu'ils étaient transformés en loups dévorants, non seulement à une exaltation intellectuelle spéciale, mais à certaines pratiques, où le datura et la belladone entraient pour leur part.

J'en dirai autant des sorcières qui, même devant le bourreau, soutenaient que, transformées en diables volants, elles étaient allées, par les airs, au sabbat, à cheval sur un manche à balai.

En ce qui concerne le chloroforme, il n'est pas un chirurgien de quelque expérience qui n'ait entendu le patient qu'il avait endormi dire qu'il est transformé en ange, en séraphin, etc., en un mot, en une autre personne, ou qui, à son réveil, ne raconte qu'il a rêvé quelque chose de semblable; mais je ne parle ici qu'incidemment de ce dernier fait, car l'étude des rêves (dans lesquels ont lieu les modifications de la personnalité) m'entraînerait sur un terrain que je ne veux pas aborder aujourd'hui.

On voit quelquefois des ivrognes s'attribuer les mérites et la puissance de personnes qu'ils croient être en eux, ou bien être convaincus qu'ils ne sont pas eux-mêmes, mais bien telle ou telle autre personne.

M. Leudet, de Rouen (1), a cité des exemples qui tendent à prouver que l'intoxication par l'oxyde de carbone a pu produire l'inconscience : deux personnes ayant subi l'action de ce gaz délétère ont vu leur personnalité s'altérer momentanément à un tel point qu'ils ont agi d'une façon en apparence raisonnable, mais sans se rendre compte de leurs actions et sans en conserver le moindre souvenir.

Avant d'étudier les altérations de la personnalité dues à un état morbide des facultés intellectuelles, je crois devoir dire un mot de celles qui peuvent être dues à des états accidentels ou à des dispositions individuelles. Je veux parler de quelques actes réflexes et de la *distraction*. Ces altérations sont sans doute très passagères et de peu d'importance, mais elles n'en méritent pas moins d'être signalées.

Un individu reçoit un coup, un soufflet ; il le

(1) Leudet, *Bull. de l'Acad. de méd.*

rend aussitôt; sa main, ainsi qu'on le dit, *est partie toute seule*, sans qu'il l'ait voulu, sans qu'il en ait conscience; peut-être, s'il avait eu le temps de la réflexion, eût-il agi autrement.

Je sais un homme honnête qui, étant un jour chez un banquier, met dans sa poche une clef avec laquelle il occupait ses doigts; il l'emporte. Bientôt après, on vient la lui réclamer; c'était la clef d'une caisse contenant plusieurs millions : il ignorait absolument l'avoir prise. Ici aussi l'altération de la personnalité était de peu d'importance et n'avait que peu duré, mais elle n'en existait pas moins.

L'affaiblissement intellectuel qui accompagne certaines convalescences a pu provoquer des altérations de la personnalité. M. Galinier en a publié un exemple remarquable (1). Un de ses malades, convalescent d'un anthrax qui avait amené de graves accidents, bien que d'ailleurs il fût sain d'esprit, ne se croyait plus *lui : ce n'est pas moi qui suis ici*, disait-il. Il croyait être une autre personne, particulièrement un Chinois.

(1) Galinier, *Revue philosophique*, 1877.

Au premier rang de ceux chez lesquels on observe une altération de la personnalité due à un état morbide des facultés intellectuelles, je placerai les personnes qui, agissant sous l'influence d'une impulsion dont ils n'ont pas conscience, ignorent complètement leur acte, ou n'en ont qu'une notion obscure : ce sont les *impulsifs*. *Je ne savais pas ce que je faisais*, *le coup est parti*, *sans que j'aie pu me rendre compte*, etc. Telles sont, vulgairement, les phrases qu'ils emploient.

Ou l'individu n'a qu'une conscience obscure de son acte, ou il l'ignore complètement ; de là des degrés dans la responsabilité que le juge apprécie, sachant bien, du reste, que l'excuse est banale, et qu'il n'est pas un criminel qui ne cherche, par des mensonges de cette nature, à tromper la justice. Quoique la plupart du temps banale et mensongère, l'excuse dont nous venons de parler est vraie dans certains cas ; alors l'acte inconscient a été accompli comme par une autre personne, incarnée dans celle qui paraît en être l'auteur ; c'est là le véritable automatisme.

Ici je ne saurais mieux faire que de citer un

passage du rapport remarquable que M. Mesnet a lu à l'Académie de médecine sur le prix Falret.

« La notion du *moi*, plus particulièrement atteinte, reste suspendue, et alors même que les autres facultés, se réveillant plus ou moins incomplètes, semblent présider aux actes accomplis par le malade, l'être inconscient n'obéit en réalité qu'à une activité purement mécanique, née de la dissociation violente opérée entre les centres perspectifs supérieurs annihilés et les centres secondaires ou moteurs. C'est l'automatisme, activité inconsciente, souvent brutale, qui échappe à toute action directrice. »

IV. — ALTÉRATIONS DE LA PERSONNALITÉ DUES A DES ÉTATS PARTICULIERS OU A DES NÉVROSES

Les principaux impulsifs sont les épileptiques les hystériques et certains somnambules. Guidés automatiquement par une idée, quelquefois criminelle, ils peuvent commettre des attentats horribles, et trop souvent, hélas ! en les frappant, la société n'atteint que des innocents.

Il est de notion vulgaire que beaucoup d'aliénés croient être ce qu'ils ne sont pas : ils sont des empereurs, des dieux, la sainte Vierge, etc. Chez eux cette fausse notion est plus ou moins solidement enracinée ; la plupart du temps, en discutant avec eux, il est facile de les faire tomber dans des contradictions qui les exaspèrent ; ils arrêtent alors la discussion par cette phrase, toujours la même : *Tout ce que vous me direz n'empêche pas que je suis la sainte Vierge ou l'empereur de la Chine*, etc.

Le nombre des faits de cet ordre est très considérable : aussi je ne citerai qu'un exemple comme type.

P..., âgée aujourd'hui de trentre-quatre ans, célibataire, est depuis cinq ans internée dans l'asile des aliénés de Bordeaux. En 1874, sans cause connue, elle a perdu subitement la raison. Sa folie est une manie tranquille avec tendance à la tristesse. Dès les premiers temps de sa maladie, elle a cru qu'il existait en elle une autre personne; aujourd'hui, cette aberration s'est caractérisée de plus en plus.

Voici ce que me raconte à ce sujet le médecin en chef de l'asile, M. Taguet :

Il y a quelques mois, elle le prend à part et lui dit :

« J'ai à vous consulter, monsieur, au sujet d'une grosseur qu'*elle* porte dans le sein droit ; *elle* en souffre et désirerait savoir ce qu'*elle* doit faire. »

En effet, P... a dans le sein droit une petite tumeur d'une nature du reste peu dangereuse.

Je l'interroge : d'après ses réponses, elle est convaincue que cette tumeur appartient à une *autre* personne ; il est impossible de lui faire comprendre que c'est bien elle qui la porte.

« Je n'ai rien, dit-elle, je me porte très bien ; mais *elle* a une grosseur dans le sein qui la préoccupe. »

Je dois ajouter que, dans ces derniers temps, l'intelligence de P... a beaucoup baissé ; elle marche rapidement à la démence, et il est très difficile de lui faire suivre une idée ; elle divague et tombe rapidement dans l'incohérence. Il est cependant très certain que, dans les premiers temps de sa maladie, elle a cru contenir en elle une autre personne, et qu'elle lui attribue le mal qu'elle porte.

Des malades atteintes d'hystéro-épilepsie ont présenté des phénomènes du même ordre. Je ne parle pas ici de l'automatisme qui suit l'accès caractéristique de cette maladie et qui provoque des actes impulsifs, trop souvent criminels.

Cet automatisme, altération de la personnalité, ne dure que quelques instants : aussi ne ferai-je que le signaler. Je fais allusion à des faits où le changement de la personnalité dure un certain temps et donne l'apparence de la double conscience.

L'exemple le plus remarquable que possède la science est rapporté par le docteur Camuset (1). En voici l'analyse :

Un jeune homme de dix-sept ans, d'une bonne constitution, est atteint d'hystéro-épilepsie, névrose qui, pour le dire en passant, est assez mal définie.

Parmi les nombreux phénomènes de sa maladie, convulsifs et autres, il en est un qui est particulièrement intéressant.

Un jour, après une attaque violente, il a oublié tout ce qu'il a fait jusqu'à ce moment et il a comme une personnalité nouvelle ; tout en lui est différent : caractère, sens moral, vivacité intellectuelle, aptitudes ; il a oublié jusqu'au métier de tailleur qu'on lui avait péniblement enseigné. Il a fallu procéder à sa rééducation.

Cette seconde personnalité a duré environ un an ; puis, à la suite d'un accès semblable au

(1) Camuset, *Revue philosophique*, 1882.

premier, notre malade est rentré dans son état primitif, récupérant tout d'un coup ses habitudes, ses allures, son sens moral et sa petite instruction d'autrefois. A ce moment, il avait oublié tout ce qui s'était passé pendant l'année de sa deuxième personnalité (1).

Un traumatisme cérébral a pu, dans une circonstance, devenir l'origine d'une perturbation extraordinaire du sentiment de la personnalité ; je veux parler de l'observation très remarquable que M. Mesnet a publiée (2).

C'est l'histoire d'un sergent qui, ayant été blessé à Bazeilles en 1870 d'une balle qui lui a fracturé le pariétal gauche, fut atteint d'une hémiplégie qui dura environ un an ; il était guéri de ces accidents, lorsque, étant à l'hôpital Saint-Antoine, M. Mesnet a pu observer chez lui les phénomènes suivants :

« Depuis quatre années, la vie de F... pré-

(1) Ce malade est le même sur lequel MM. Bourru et Burot ont fait leurs premières expériences d'action des médicaments à distance. — Voyez Bourru et Burot, *La suggestion mentale et l'action des médicaments à distance*. Paris, 1887, 1 vol. in-16. (*Bibliothèque scientifique contemporaine*.

(2) Mesnet, *Mémoire sur l'automatisme de la mémoire et du souvenir dans le somnambulisme pathologique*. Paris, 1874.

sente deux phases essentiellement distinctes : l'une normale, l'autre pathologique.

« Dans son état ordinaire, F... est un homme assez intelligent pour pourvoir à ses besoins, pour gagner sa vie ; il a été chanteur dans un café des Champs-Élysées, et ses fonctions de sergent, lorsqu'il était au régiment, révèlent certaines aptitudes qui l'avaient fait remarquer de ses chefs.

« A l'hôpital, il est serviable, bienveillant, et n'a donné lieu à aucun reproche pour sa conduite. Sa santé générale ne laisse rien à désirer.

« La phase pathologique peut être caractérisée de la manière suivante :

« La transition de l'état normal à l'état de maladie se fait en un instant d'une manière insensible. Ses sens se ferment aux excitations du dehors ; le monde extérieur cesse d'exister pour lui ; il n'agit plus qu'avec le mouvement automatique de son cerveau. Complètement isolé du milieu dans lequel il est placé, on le voit aller, venir, faire, agir, comme s'il avait le plein exercice de ses sens et de son intelligence, à tel point qu'une personne non prévenue de son état se rencontrerait sur son passage sans se douter des singuliers phénomènes qu'il présente. Si l'on veut diriger ses mouvements, il se soumet comme un automate et marche dans la direction qu'on a voulu lui donner.

« Pendant toute la durée de l'accès, les fonctions instinctives et les appétits s'accomplissent comme à l'état de santé ; la sensibilité générale de la peau et des muscles est éteinte ; l'ouïe, le goût et l'odorat n'existent plus ; la vue n'est pas absolument éteinte, car le malade paraît n'être pas insensible aux reflets des objets brillants ; le toucher seul est conservé et paraît même plus développé qu'à l'état normal. »

On le voit : ce malade a comme deux personnalités, ou du moins sa personnalité normale a subi une telle atteinte sous l'influence d'un état accidentel du cerveau qu'il est impossible de caractériser, que les actes de sa seconde vie n'ont aucun lien ou n'ont qu'un lien très faible avec ceux de sa vie normale. Bien plus, ses sentiments sont différents, car bien que, dans sa vie ordinaire, on n'ait aucun reproche à lui faire au point de vue de la probité, dans sa phase pathologique, agissant sous l'influence d'une sorte de manie du vol, il met dans sa poche, sous les yeux mêmes des personnes qui l'entourent et de la présence desquelles il ne se doute pas, tous les objets de valeur qui sont à sa portée. Ainsi M. Mesnet m'a conté que, l'ayant un jour conduit chez lui pendant sa crise, le malade se mit à soustraire toutes les pièces d'argenterie et autres objets brillants qui étaient sur les tables.

Un traumatisme cérébral peut donc, aussi bien que nombre de maladies spontanées du cerveau, devenir l'origine d'une altération de la personnalité.

Voici une observation (1) qui présente avec la précédente quelque analogie :

Un agent de police, ayant reçu de nombreux coups à la tête, a vu son intelligence se troubler d'une façon singulière ; sans être aliéné, il croit être double, dit toujours *nous* en parlant de lui-même et à table dit volontiers : *moi je suis rassasié, mais l'autre ne l'est pas ;* enfin il tente de se suicider pour tuer *l'autre*.

(1) *Archiv fur Psychiatrie.*

Bientôt, il était aisé de s'y attendre, ce malade est devenu complètement fou, et, tombé plus tard dans la démence, il a succombé.

A l'autopsie, on a trouvé une inégalité considérable entre les deux hémisphères cérébraux.

Cette inégalité peut, dans une certaine mesure, donner l'explication de la croyance qu'avait ce malheureux de la présence en lui de deux personnes différentes. Cette explication s'accorde avec l'hypothèse ingénieuse de M. Luys qui croit que les dédoublements de la personnalité sont dus à des fonctionnements alternatifs des deux hémisphères cérébraux.

La chorée a pu devenir aussi l'origine d'une altération considérable de la personnalité; j'ai déjà publié un fait de ce genre (1).

La notion que nous avons de notre personnalité est absolument subordonnée à l'intégrité physiologique de notre système nerveux : les faits précédents le démontrent de la façon la plus nette; je crois cependant y devoir insister.

M. Luys (2) le fait ressortir avec autorité;

(1) Voy. p. 221.
(2) Luys, *Traités des maladies mentales.*

tel malade anesthésique partiellement n'a plus de bras; tel autre, poussé par une impulsion maladive, donne des coups de pied; il n'est plus lui, il est un cheval.

Je ne saurais mieux faire que de citer textuellement notre savant confrère.

« Les éléments qui entrent dans la constitution de la personnalité physique, surexcités, réagissent d'une façon concordante, et leurs manifestations excessives donnent la note en quelque sorte de leur état de surchauffe. »

Le fait suivant donne une idée exacte de l'influence d'un état pathologique du système nerveux sur la notion de la personnalité.

Une femme hystérique me racontait qu'un jour, assistant à une très belle cérémonie religieuse, elle avait perdu la notion de ce qui l'entourait et s'était envolée; elle n'était plus elle, mais un ange planant dans les espaces et montant vers les cieux. Or un examen attentif prouvait que toute la partie de son corps en contact avec la chaise sur laquelle elle était assise était anesthésique, si bien que, ne se sentant pas assise, et l'exaltation religieuse aidant, elle avait cru voler; comme pour voler il faut des ailes, sa personnalité s'était transformée en celle d'un ange.

Combien de miracles n'ont-ils pas une origine semblable!

M. Krishaber a décrit, en 1873, sous le nom de *Névropathie cérébro-cardiaque,* un état pathologique spécial du système nerveux et il a appuyé sa description sur trente-huit observations. Sans discuter si l'ensemble des symptômes décrits constitue une entité morbide, je dirai que presque tous ces malades ont présenté, de la façon la plus accusée, des altérations de la personnalité. Bien qu'aucun ne soit aliéné, ils se croient doubles, autres qu'eux-mêmes, ils contiennent en eux une autre personne, etc. Ils comprennent parfaitement, ayant toute leur raison, qu'ils ne sont pas dans la vérité; mais ils ne peuvent s'empêcher de croire à cette dualité.

Les somnambules, que leur état soit spontané ou provoqué, perdent aussi la notion de leur personnalité; la séparation entre l'existence ordinaire et la période d'accès, ou condition seconde, peut être complète, absolue; il en est ainsi la plupart du temps.

En un mot, le malade, à son réveil, a perdu le souvenir de tout ce qui s'est passé, de tout ce qu'il a fait pendant son sommeil; mais il s'en souvient dans l'accès suivant : s'il a commis quelque acte criminel ou délictueux, c'est comme une autre personne qui a commis cet acte, il peut dire en toute conscience qu'il en est innocent.

Bien que les faits de cet ordre soient nombreux, je crois devoir citer, comme type, l'exemple suivant que rapporte M. Dyce (1) :

Une somnambule spontanée, du nom de Maria C..., en fait le sujet.

Une domestique, d'un caractère dépravé, ayant remarqué que cette jeune femme ignorait à son réveil ce qui s'était passé pendant ses accès, introduisit à la dérobée dans la maison un jeune homme qu'elle connaissait et lui procura ainsi l'occasion de traiter Maria de la manière la plus brutale et la plus perfide. Les misérables mirent leur projet à exécution en la bâillonnant avec des draps de lit; par ce moyen

(1) Dyce, *Edinburgh philosophical Transactions*, d'après Mac Nish, *Philosophy of Sleep*, 1830, p 113.

et d'autres, ils vainquirent la résistance qu'elle opposait à leur scélératesse, même dans son état de somnambulisme. A son réveil elle n'avait aucune connaissance de l'outrage subi ; mais quelques jours plus tard, étant retombée en somnambulisme, ces événements lui revenaient à la mémoire, et elle en racontait à sa mère tous les odieux détails.

Les faits qui précèdent donnent l'idée d'altérations de la personnalité, soit spontanées, soit d'origine morbide ; d'autres altérations peuvent être en quelque sorte suggérées chez des individus, d'ailleurs sains d'esprit, mais mis accidentellement dans des états particuliers.

J'ai vu, en 1880, dans le service du professeur Charcot, une jeune femme qui, dans le sommeil hypnotique, perdait, avec la plus grande facilité, la notion de sa personnalité ; la simple affirmation de celui qui l'avait endormie suffisait à la convaincre ; ainsi B...., étant hypnotisée par l'interne du service, celui-ci lui disait : *tu es M. X...* Aussitôt, prenant un air sérieux, elle imitait les gestes qu'elle voyait chaque jour faire à M. X.... pour endormir les malades, reproduisait ses attitudes et cherchait à imiter sa voix : en un mot, elle donnait les preuves les plus manifestes qu'elle croyait bien véritablement être M. X....

M. Charles Richet (1) a publié sur ce sujet un travail important basé sur des observations curieuses. Je ne saurais mieux faire que de les reproduire en entier ; on y voit avec quelle facilité certaines personnes, perdant le souvenir de leur personnalité propre, peuvent prendre une personnalité nouvelle ; en un mot, combien, dans l'état de somnambulisme provoqué, le sentiment de la personnalité est, pour ainsi dire, peu adhérent au *moi*.

« Endormies et soumises à certaines influences, A... et B... oublient qui elles sont : leur âge, leurs vêtements, leur sexe, leur situation sociale, leur nationalité, le lieu et l'heure où elles vivent. Tout cela a disparu. Il ne reste plus dans l'intelligence qu'une seule image, qu'une seule conscience : c'est la conscience et l'image de l'être nouveau qui apparaît dans leur imagination.

(1) Charles Richet, *La personnalité dans le somnambulisme*. (*Rev. philosophique*, mars 1883).

« Elles ont perdu la notion de leur ancienne existence. Elles vivent, parlent, pensent, absolument comme le type qu'on leur a présenté. Avec quelle prodigieuse intensité de vie se trouvent réalisés ces types, ceux-là seuls qui ont assisté à ces expériences peuvent le savoir. Une description ne saurait en donner qu'une image bien affaiblie et imparfaite.

« Au lieu de concevoir un type, elles le réalisent, l'objectivent. Ce n'est pas à la façon de l'halluciné, qui assiste en spectateur à des images se déroulant devant lui ; c'est comme un acteur, qui, pris de folie, s'imaginerait que le drame qu'il joue est une réalité, non une fiction, et qu'il a été transformé, de corps et d'âme, dans le personnage qu'il est chargé de jouer.

« Pour que cette transformation de la personnalité s'opère, il suffit d'un mot prononcé avec une certaine autorité.

« Je dis à A... :

« Vous voilà une vieille femme. »

« Elle se voit changée en vieille femme, et sa physionomie, sa démarche, ses sentiments sont ceux d'une vieille femme.

« Je dis à B... :

« Vous voilà une petite fille. »

« Et elle prend aussitôt le langage, les jeux, les goûts d'une petite fille.

« Encore que le récit de ces scènes soit tout à fait terne et incolore, comparé à ce que donne le spectacle de ces étonnantes et subites transformations, je vais cependant essayer d'en indiquer quelques-unes.

« Voici quelques-unes des *objectivations* de M... :

« *En paysanne.* Elle se frotte les yeux, s'étire. « Quelle heure est-il ? quatre heures du matin ! » (Elle marche comme si elle faisait traîner ses sabots.) « Voyons, il faut que je me lève ! allons à l'étable. Hue ! la Rousse ! allons, tourne-toi... (Elle fait semblant de traire une vache.) « Laisse-moi tranquille, Gros-Jean. Voyons, Gros-Jean, laisse-moi tranquille, que je te dis !... Quand j'aurai fini mon ouvrage. Tu sais bien que je n'ai pas fini mon ouvrage. Ah ! oui, oui ! plus tard... »

« *En actrice.* Sa figure prend un aspect souriant, au lieu de l'air dur et ennuyé qu'elle avait tout à l'heure. « Vous voyez bien ma jupe. Eh bien, c'est mon directeur qui l'a fait rallonger(1). Ils sont assommants, ces directeurs. Moi, je trouve que plus la jupe est courte, mieux ça vaut. Il y en a toujours trop. Simple feuille de vigne. Mon Dieu, c'est assez! Tu trouves aussi, n'est-ce pas, mon petit, qu'il n'y a pas besoin d'autre chose qu'une feuille de vigne. Regarde donc cette grande bringue de Lucie, a-t-elle des jambes, hein!

« Dis donc, mon petit! (Elle se met à rire.) Tu es bien timide avec les femmes; tu as tort. Viens donc me voir quelquefois. Tu sais, à trois heures, je suis chez moi tous les jours. Viens donc me faire une petite visite, et apporte-moi quelque chose. »

« *En général.* Passez-moi ma longue-vue. C'est bien! c'est bien! Où est le commandant du premier zouave? Il y a là des Kroumirs! Je les vois qui montent le ravin... Commandant, prenez une compagnie et chargez-moi ces gens-là. Qu'on prenne aussi une batterie de cam-

(1) C'est une femme, très respectable mère de famille, et très religieuse de sentiments, qui parle.

pagne... Ils sont bons, ces zouaves! Comme ils grimpent bien !... Qu'est-ce que vous me voulez, vous?... Comment, pas d'ordre? (*Apart*) (1). C'est un mauvais officier, celui-là; il ne sait rien faire. — Vous, tenez... à gauche. Allez vite. — (*A part*). Celui-là vaut mieux... Ce n'est pas encore tout à fait bien. (*Haut.*) Voyons, mon cheval, mon épée! (Elle fait le geste de boucler son épée à la ceinture.) Avançons! Ah! je suis blessé! »

« *En prêtre.* (Elle s'imagine être l'archevêque de Paris, sa figure prend un aspect très sérieux. Sa voix est d'une douceur mielleuse et traînante qui contraste avec le ton rude et cassant qu'elle avait dans l'objectivation précédente) (*A part.*) « Il faut pourtant que j'achève mon mandement. (Elle se prend la tête entre les mains et réfléchit.) (*Haut.*) Ah! c'est vous, monsieur le grand vicaire; que me voulez-vous? Je ne voudrais pas être dérangé... Oui, c'est aujourd'hui le 1er janvier, et il faut aller à la cathédrale...

(1) Les apartés de ces dialogues sont dits à voix très basse, mais distincte, en remuant à peine les lèvres.

Toute cette foule est bien respectueuse, n'est-ce pas, monsieur le grand vicaire? Il y a beaucoup de religion dans le peuple, quoi qu'on fasse. Ah! un enfant! qu'il approche, je vais le bénir. Bien, mon enfant. (Elle lui donne sa bague [imaginaire] à baiser.) (Pendant toute cette scène, avec la main droite, elle fait à droite et à gauche des gestes de bénédiction... « Maintenant, j'ai une corvée : il faut que j'aille présenter mes hommages au président de la République... « Monsieur le Président, je viens vous « offrir tous mes vœux. L'Église espère que « vous vivrez de longues années; elle sait qu'elle « n'a rien à craindre, malgré de cruelles atta- « ques, tant qu'à la tête du gouvernement de « la République se trouve un parfait honnête « homme..... » (Elle se tait et semble écouter avec attention.) (*A part.*) « Oui, de l'eau bénite de cour. Enfin!... Prions! » Elle s'agenouille.

« *En religieuse.* Elle se met aussitôt à genoux, et commence à réciter ses prières en faisant force signes de croix; puis elle se relève : « Allons à l'hôpital. Il y a un blessé dans cette salle. Eh bien, mon ami, n'est-ce pas que cela va mieux ce matin? Voyons! laissez-moi défaire votre bandage. (Elle fait le geste de dérouler une bande). Je vais avec beaucoup de douceur; n'est-ce pas que cela vous soulage? Voyons! mon pauvre ami, ayez autant de courage devant la douleur que devant l'ennemi. »

« Je pourrais encore citer d'autres objectivations de A... soit en vieille femme, soit en petite fille, soit en jeune homme, soit en *cocotte*. Mais il me paraît que les exemples donnés ci-dessus sont suffisants pour qu'on se fasse quelque idée de cette transformation absolue de la personnalité dans tel ou tel type imaginaire. Ce n'est pas un simple rêve : c'est un *rêve vécu*.

« Les objectivations de B... sont tout aussi saisissantes que celles de A... En voici quelques-unes :

« *En général*. Elle fait « hum, hum! » à plusieurs reprises, prend un air dur et parle d'un ton saccadé... « Allons boire! — Garçon, une absinthe! Qu'est-ce que ce godelureau? Allons, laissez-moi passer... Qu'est-ce que tu me veux? (On lui remet un papier, qu'elle fait semblant de lire.) « Qu'est-ce qui est là ? » (Rép. C'est un homme de la 1re du 3. — « Ah ! bon ! voilà ! (Elle griffonne quelque chose d'illisible.) Vous remettrez ça au capitaine adjudant-major. Et filez vite. — Eh bien ! et cette absinthe ? » (On lui demande s'il est décoré.) « Parbleu ! » — C'est qu'il a couru des histoires sur votre compte. — Ah ! quelles histoires ? Ah ! mais ! Ah ! mais ! Sacrebleu ! Quelles histoires ? Prenez garde de m'échauffer les oreilles. Qu'est-ce qui m'a f... un clampin comme ça ? » (Elle se met dans une violente colère, qui se termine par une crise de nerfs.)

« *En matelot.* Elle marche en titubant, comme le matelot qui descend à terre après une longue traversée. « Ah ! te voilà, ma vieille branche ! allons vadrouiller !

« *En vieille femme.* On lui demande : « Comment allez-vous ? » Elle baisse la tête en disant : « Hein ! » — « Comment allez-vous ? » Elle dit de nouveau : « Hein ! Parlez plus haut, j'ai l'oreille dure. » Elle s'assoit en geignant, tousse, se tâte la poitrine, les genoux, en se disant à elle-même : « C'est les douleurs ! Aïe ! Aïe ! — Ah ! vous m'amenez votre fille ! Elle est gentille, cette enfant. Embrasse-moi, mignonne, et va jouer. Avez-vous un peu de tabac ? »

« *En petite fille* (1). Elle parle comme une petite fille de cinq à six ans : « *Ze* veux *zouer*. Raconte-moi quelque *sôse*. Jouons à cache-cache, etc. » Elle court en riant, se cache, fait *Coucou*. Ce jeu, très fatigant pour nous, dure près d'un quart d'heure. Il est remplacé par colin-maillard, puis cache-tampon, etc. Ensuite elle veut jouer à la *poupée*, la berce. On lui fait raconter l'histoire du petit Chaperon rouge, elle dit que c'est très joli, mais triste. On lui demande si c'est moral, et elle répond qu'elle ne sait pas ce que c'est que moral. Elle ne veut pas raconter d'autre histoire, se fâche, tire la langue, pleure, tape du pied, etc. ; ne veut pas d'un polichinelle parce que c'est un joujou de petit garçon, dit qu'elle sera bien

(1) Cette objectivation a duré une heure et demie, sans que B... se soit démentie une seule fois dans son langage enfantin ou dans ses allures.

sage, demande sa poupée ou des confitures.

« *En M. X..., pâtissier.* — Cette dernière objectivation était particulièrement intéressante, car, il y a plusieurs années, étant au service de M. X..., elle fut brutalisée et frappée par lui, si bien que la justice s'en mêla, je crois. B... s'imagine être ce M. X... . sa figure change et prend un air sérieux. Quand les *pratiques* arrivent, elle les reçoit très bien. « Parfaitement, monsieur, pour ce soir à huit heures, vous aurez votre glace! Monsieur veut-il me donner son nom? Excusez-moi s'il n'y a personne; mais j'ai des employés qui sont si négligents. B...! B...! Vous verrez que cette sotte-là est partie. Et vous, monsieur, que me voulez-vous? (Réponse : Je suis commissaire de police, et je viens savoir pourquoi vous avez frappé votre domestique?) — « Monsieur, je ne l'ai pas frappée. » (Réponse : Cependant elle se plaint.) — Elle prend un air très embarrassé. « Monsieur, elle se plaint à tort. Je l'ai peut-être poussée, mais je ne lui ai pas fait de mal. Je vous assure, monsieur le commissaire de police, qu'elle exagère. Elle a fait un esclandre devant le magasin... » (Elle prend un air de plus en plus embarrassé.) « Que cette fille s'en aille. Je vous assure qu'elle exagère. Et puis je ne demande qu'à entrer en arrangement avec elle. Je lui donnerai des dédommagements convenables. » (Réponse : Vous avez battu vos enfants.) « Monsieur, je n'ai pas *des* enfants : j'ai un enfant, et je ne l'ai pas battu. »

L'expérience de Braid, celle de nombre d'observateurs, la mienne propre et la pratique journalière de la Salpêtrière permettent de penser que, chez les personnes artificiellement endormies, cette faiblesse du sentiment de la personnalité est en quelque sorte la règle.

Il est sans doute fort singulier de voir qu'il est des gens si faciles à persuader que l'affirmation la plus simple trouve créance en eux; on rencontre cependant, dans la vie ordinaire, nombre de personnes si aisées à persuader, si aptes à se laisser influencer, qu'on a créé pour eux le dicton : *Faire voir des vessies pour des lanternes,* dicton dont je prie le lecteur d'excuser la vulgarité; mais la facilité de persuasion n'est pas seulement basée sur la faiblesse d'esprit de celui qu'on persuade, elle l'est aussi sur la force ou l'autorité de celui qui persuade. A quoi servirait l'éloquence?... On sait cela depuis les croisades.

Quelle différence avec la réalité? Quel est celui de mes lecteurs qui, si on lui disait : « Vous n'êtes pas M. X..., vous êtes M. Y..., » ne répondrait en levant les épaules : *Vous vous moquez de moi, je sais bien qui je suis?* Notre conscience, en effet, nous dit qui nous sommes, et notre souvenir, qui nous avons été; des états morbides accidentels peuvent seuls ébranler ou nous faire perdre cette notion, laquelle, chez l'homme valide et sain d'esprit, est solidement adhérente au *moi*.

De toutes les névroses, l'hystérie est, de beaucoup, celle qui provoque le plus souvent les altérations de la personnalité ; elle domine la pathologie de la femme. Aussi est-ce chez les femmes qu'on observe le plus souvent des troubles de cette nature; les principaux faits connus sont des cas dans lesquels la malade, tout en continuant à vivre comme tout le monde, perd, pendant un temps plus ou moins long, le souvenir d'une période de sa vie; cette perte de mémoire est plus ou moins complète, elle l'a toujours été assez pour que le *moi* paraisse atteint dans son unité, et pour que la personne qui en est le sujet semble avoir comme deux existences différentes, séparées par une courte période de transition quelconque.

Au fond, ces altérations de la personnalité ne sont que des maladies de la mémoire. M. Ribot (1) l'a dit excellemment. En effet, si la personne elle-même peut penser qu'elle est double, ou qu'une autre qu'elle a accompli un acte qu'elle a oublié, l'observateur sait bien que cette personne est une, et que, si ses actes sont bizarres et incohérents, la faute en est à l'absence d'un lien qui, chez tout le monde, unit entre eux tous les actes qui se succèdent.

En publiant l'observation de Félida X... (2), j'ai pu engager les observateurs à faire des recherches sur ce sujet difficile; des faits nouveaux ont été publiés, des faits anciens rappelés, et, sans qu'il soit possible de dire que la science

(1) Ribot, *Maladies de la mémoire.*
(2) Voy. p. 63 et suiv.

est faite sur ce sujet, il est permis de penser que la question est en bonne voie. Aussi j'ai pensé qu'il était de grand intérêt de réunir ici les principaux faits d'altérations de la personnalité, qu'il est possible de comprendre sous le nom de *double conscience*, de *dédoublement*.

Mitchell et Nott (1) ont publié, en 1816, une observation qui est devenue célèbre, sous le nom d'*Histoire de la dame américaine de Mac-Nish ;* le docteur Mitchell en tenait les particularités du major Elliot, professeur à l'Académie militaire de West-Point.

Quelques années plus tard, elle a été reproduite par J. Franck (2), et enfin, dans ces dernières années, par Mac-Nish (3) ; c'est à ce dernier auteur qu'elle a été généralement empruntée. Je vais traduire presque textuellement Mac-Nish :

« Une jeune dame instruite, bien élevée et d'une bonne constitution, fut prise tout d'un coup, et sans avertissement préalable, d'un

(1) Mitchell et Nott, *Médical repository*, janv. 1816.
(2) J. Franck, *Pathologie interne*, t. III, p. 65 et 124.
(3) Mac Nish, *Philosophy of Sleep*. 1830.

sommeil profond, qui se prolongea plusieurs heures au delà du temps ordinaire.

A son réveil, elle avait oublié tout ce qu'elle savait, sa mémoire était comme une *Tabula rasa*, et n'avait conservé aucune notion, ni des mots, ni des choses ; il fallut tout lui enseigner à nouveau ; ainsi elle dut réapprendre à lire, à écrire, à compter ; peu à peu, elle se familiarisa avec les personnes et avec les objets de son entourage, qui étaient pour elle comme si elle les voyait pour la première fois ; ses progrès furent rapides.

Après un temps assez long, plusieurs mois, elle fut, sans cause connue, atteinte d'un sommeil semblable à celui qui avait précédé sa nouvelle vie.

A son réveil, elle se trouva exactement dans l'état où elle était avant son premier sommeil ; mais elle n'avait aucun souvenir de tout ce qui s'était passé pendant l'intervalle ; en un mot, dans l'*état ancien*, elle ignorait l'*état nouveau*. C'est ainsi qu'elle nommait ses deux vies, lesquelles se continuaient isolément et alternativement par le souvenir.

Pendant plus de quatre ans, cette jeune dame a présenté à peu près périodiquement ces phénomènes.

Dans un état ou dans l'autre, elle n'a plus de souvenance de son double caractère que deux personnes distinctes n'en ont de leurs natures respectives ; par exemple, dans les périodes d'*état ancien*, elle possède toutes les connaissances qu'elle a acquises dans son enfance et sa jeunesse ; de son état nouveau, elle ne sait que ce qu'elle a appris depuis son premier sommeil. Si une personne lui est présentée dans un de ses états, elle est obligée de l'étudier et de la connaître dans les deux, pour en avoir la notion complète.

Et il en est de même de toute chose.

Dans son état ancien, elle a une très belle écriture, celle qu'elle a toujours eue, tandis que dans son état nouveau, son écriture est mauvaise, gauche, comme enfantine ; c'est qu'elle n'a eu ni le temps ni les moyens de la perfectionner.

Ainsi qu'il a été dit plus haut, cette succession de phénomènes a duré quatre années, et

Mme X... était arrivée à se tirer très bien d'affaire, sans trop d'embarras, dans ses rapports avec sa famille. »

M. Ribot (1) traite implicitement des altérations de la personnalité, car ces altérations ne sont, la plupart du temps, ainsi que je l'ai dit plus haut, que des amnésies. Le sentiment de notre personnalité n'est-il pas basé sur notre mémoire ?... Si nous ignorions notre existence passée, nous ne saurions être nous-mêmes. En un mot, l'état de conscience qui constitue notre personnalité a la mémoire pour base.

M. Ribot, se basant sur des faits, en rapporte un grand nombre qui sont peu connus ; je n'en citerai par extrait que quelques-uns.

Une femme de vingt-six ans fut prise, à la suite d'un excès de travail, d'une attaque d'hystérie de la plus grande violence. Après cette attaque, elle perdit la plus grande partie de ses souvenirs ; ainsi, quoique, avant sa maladie, elle gagnât sa vie en donnant des leçons, elle avait oublié ce qui sert à écrire et ne compre-

(1) Ribot, *Maladies de la mémoire.*

nait l'utilité ni d'une plume ni d'un crayon. Cet état ne dura que quelques semaines, après lesquelles sa personnalité redevint entière.

Une jeune femme, robuste et d'une bonne santé, faillit se noyer dans une rivière. Quand elle reprit connaissance, elle était privée de tous ses sens, sauf la vue et le toucher; elle était comme un animal privé de cerveau; sa personnalité était altérée au point qu'il fallut tout lui réapprendre. Cet état dura plusieurs mois, pendant lesquels l'expérience de tous les jours et les soins de sa famille avancèrent sa rééducation; sa santé générale était parfaite. Un jour, sous l'influence d'un violent accès de jalousie, tout le passé lui revint à la mémoire, et elle se réveilla comme d'un long sommeil de douze mois; mais elle avait perdu le souvenir de tout ce qui s'était passé pendant cette longue période de temps. Cependant sa personnalité, longtemps altérée, était redevenue complète.

Le professeur Sharpey raconte l'histoire d'une femme de vingt-quatre ans, chez laquelle une tendance irrésistible inaugura une période de sommeil de deux mois. Je dirai, en passant, que ce phénomène, le sommeil dit léthargique, n'est pas rare chez les hystériques. A son réveil, elle était comme une autre personne; elle avait oublié presque tout ce qu'elle avait appris; tout lui semblait nouveau. Il fallut procéder à sa rééducation, et on a réussi, grâce à de nombreux soins, à en faire une personne suffisamment instruite et vivant de la vie de tout le monde. Cependant il ne faut pas se dissimuler que, bien qu'elle fût toujours la même femme, c'était une autre personnalité, un autre *moi* qui l'animait.

Le livre de M. Ribot renferme nombre d'autres exemples. Je ne lui ai emprunté que le sommaire des plus saillants.

Il est des exemples beaucoup plus tranchés de dédoublement de la personnalité. L'hystérie est toujours la diathèse dominante chez les personnes qui présentent ces phénomènes singuliers. L'observation la plus curieuse est le fait remarquable publié par M. Dufay, de Blois (1).

Je n'ai pas la pensée de raconter ici à nouveau l'histoire de Félida X... (1). Je n'en dirai

(1) Voy. p. 63 et suiv.

que ce qui touche plus particulièrement à mon sujet.

Ainsi que la malade de M. Dufay, Félida, comme elle hystérique, est prise tout à coup d'une perte de connaissance, aujourd'hui d'une durée insaisissable, et elle devient, pour ainsi dire, une autre personne. Tout est changé : son caractère est plus gai, son intelligence plus développée, ses sens exaltés ; en un mot, dans sa condition seconde, Félida est une personne supérieure à ce qu'elle est dans sa condition première ou vie ordinaire ; de plus, dans cette condition seconde, elle a le parfait souvenir des moindres détails de ses deux vies. Bientôt, après une perte de connaissance semblable à la première, elle redevient la Félida d'avant la maladie, mais elle a oublié tout ce qui s'est passé et tout ce qu'elle a fait pendant son autre existence ; l'oubli établit ainsi entre ses deux vies une séparation absolue. Félida donne ainsi, comme la dame américaine, comme la somnambule de M. Dufay, le curieux spectacle de deux personnalités séparées coexistant alternativement chez la même personne.

De ce qui précède, il ressort que la personnalité peut être altérée à des degrés très différents, et aussi pendant des temps qui varient d'un instant à l'existence presque entière.

Pendant ce temps, si l'individu est bien toujours pour l'observateur la même personne, ses actes sont différents de ce qu'ils seraient, si sa personnalité n'était pas altérée. Un homme doux de caractère devient méchant ou féroce; son intelligence peut, d'ordinaire qu'elle était, devenir éclatante; il agit comme poussé par une volonté qui n'est pas la sienne, qui est celle d'un autre, laquelle s'est momentanément incarnée en lui, et, revenu à l'état normal, il n'a aucun souvenir de ce qu'il a fait.

V. — RESPONSABILITÉ LÉGALE DANS LES CAS D'ALTÉRATION DE LA PERSONNALITÉ

Ici se pose naturellement le problème redoutable de la responsabilité ; car, intimement liée à l'intégrité de la personne intellectuelle, la responsabilité est, dans ces cas, plus ou moins atteinte.

Il est de notion élémentaire *que nul ne saurait être responsable d'un acte s'il n'a eu l'intention de l'accomplir*. La loi a des circonstances atténuantes, et le magistrat peut accorder l'acquittement à l'inculpé qui a agi sans avoir la conscience de son acte.

Mais, si l'indication est claire, rien de plus douteux et de plus troublé que l'interprétation de ces mots : *Avoir la conscience de son acte.*

En effet, s'il est évident qu'un homme ivre ne saurait être punissable d'un acte commis pendant l'ivresse, qu'eût fait ou que ferait la justice, si une personne comme Félida ou comme la dame américaine de Mac-Nish, vivant pendant de longues périodes de temps en condition seconde, avait commis ou commettait un acte punissable pendant cette condition qui n'est pas sa personnalité réelle, mais qui est cependant sa vie à peu près ordinaire?

D'une sorte d'enquête que j'ai faite à ce sujet et dont j'ai parlé plus haut (1), il résulte qu'elle serait fort embarrassée.

En fait, je le répète, si pour certaines altérations de la personnalité, rien n'est plus aisé que de conclure à l'irresponsabilité, il est des cas où, dans l'état actuel de notre connaissance de l'homme, rien n'est plus difficile.

Je ne prétends pas, on le comprend, donner ici une solution tendant à écarter un embarras que je partage ; mais j'émettrai une espérance, c'est que la connaissance de l'homme fera des

(1) Voy. p. 184.

progrès non moins grands dans l'esprit des magistrats que dans celui des médecins, et que nous finirons par ne plus voir des criminels, aliénés, épileptiques ou hystériques, frappés par une justice aveugle.

Que la société se protège contre leurs fureurs, rien de plus légitime; mais que ce soit comme contre la rage du chien ou la férocité du loup. Ce que l'on ne saurait comprendre, c'est qu'elle frappe comme responsable un criminel qui n'est lui-même qu'une victime, une victime de la maladie.

FIN

TABLE DES MATIÈRES

IMPRIMERIE ÉMILE COLIN, A SAINT-GERMAIN.

BIBLIOGRAPHIE

DES

TRAVAUX DE M. AZAM

HYPNOTISME

Archives générales de médecine. 1er janvier 1860.

DOUBLE CONSCIENCE

Revue scientifique, 1876, n° 47. — 1877, n° 25. — 1878, n° 36. — 1879, n° 9.

Mémoires de la Société des sciences physiques de Bordeaux. T. III, 2e série.

Comptes rendus des congrès de l'Association française pour l'avancement des Sciences. Clermont, 1876. — Paris, 1878. — La Rochelle, 1882.

ALTÉRATIONS DE LA PERSONNALITÉ

Revue scientifique, 1883, n° 20.

mais encore dans le droit, la littérature, la conversation, les revues, et jusque dans les plus petits journaux.

La science étant loin d'être faite sur cette pointilleuse donnée, et d'ailleurs la plupart des études qu'elle a suscitées ne datant que d'hier, il s'est efforcé de conserver à chaque auteur la paternité de ses idées et de ses découvertes, mettant sans cesse en avant les noms des Charcot, des P. Richer, des Dumontpallier, des Ch. Richet, des Bernheim, des Brémaud, etc., et des élèves qui partagent avec ces maîtres le mérite d'avoir dissipé les épaisses ténèbres qui enveloppaient naguère la troublante question du magnétisme animal.

Cette manière de procéder ne lui a pas semblé commandée seulement par l'obligation de respecter les droits de chacun, mais encore par l'impossibilité de présenter une opinion moyenne sur beaucoup de points encore en discussion. Dans ces conditions, il eut été téméraire d'offrir au lecteur autre chose que les vues originales des savants autorisés par leurs recherches spéciales à se prononcer sur tel ou tel point particulier; toute tentative pour lui imposer une manière de voir impersonnelle, des solutions anonymes, eut été vaine autant que prématurée.

Il eut été peu logique d'exposer la doctrine de l'Hypnotisme moderne sans en faire un historique succinct, sans indiquer par quelles vicissitudes mémorables a passé la question, quelles en sont les origines, comment les somnambules hypnotiques de nos jours ont pour ancêtres la petite servante de Mesmer et le valet de ferme du marquis de Puységur. M. le Dr Cullerre ne pouvait négliger de rappeler que c'est en voulant confondre les partisans du magnétisme animal que Braid a découvert ce qu'il y a de réel dans leurs pratiques. C'est ce qui explique qu'il ait conservé en tête de ce livre le mot de « *Magnétisme* » qui ne doit plus effaroucher personne, puisque ce qu'il désigne a vécu, et n'appartient plus désormais qu'à l'histoire.

Ceux qui aborderont cette lecture sans une connaissance préalable du sujet s'attendront assurément à y rencontrer des choses surprenantes; mais peut-être leur attente sera-t-elle encore dépassée.

ALLIOT (E.). — **La suggestion mentale et l'action des médicaments à distance.** Paris, 1886, in-18, 86 pages. 1 fr. 50

BAILLARGER. — **Des hallucinations,** des causes qui les produisent et des maladies qu'elles caractérisent. Paris, 1846, in-4, 214 pages.......................... 5 fr.

BERGERET. — **De l'abus des boissons alcooliques,** dangers et inconvénients pour les individus, la famille et la société. 1870, 1 vol. in-18 de VII-380 pages.............. 3 fr.

BERJON (A.). — **La grande hystérie chez l'homme,** phénomènes d'inhibition et de dynamogénie, changements de la personnalité, action des médicaments à distance, d'après les travaux de Bourru et Burot, par le Dr A. BERJON. 1886, gr. in-8, 80 pages avec 10 pl. hors texte......... 3 fr.

BOURRU (H.) ET BUROT (P.). — **La suggestion mentale et l'Action à distance des substances toxiques et médicamenteuses.** Paris, 1887, 1 vol. in-18, 300 pages. (*Bibliothèque scientifique contemporaine*).................. 3 fr. 50

DAGONET. — **Nouveau traité élémentaire et pratique des maladies mentales,** par H. DAGONET, médecin de l'asile des aliénés de Sainte-Anne. 1876, 1 vol. in-8 de 732 p. avec 8 pl. et 1 carte.............................. 15 fr.

HAMMOND. — **Traité pratique des maladies du système nerveux,** comprenant les maladies du cerveau, les maladies de la moelle et de ses enveloppes, les affections cérébro-spinales, les maladies du système nerveux périphérique et les maladies toxiques du système nerveux, par W. HAMMOND, professeur à l'Université de New-York. Traduction française, annotée par le docteur F. LABADIE-LAGRAVE. 1879, 1 vol. gr. in-8 de XXIV-1300 pages avec 116 figures cartonné.................................. 22 fr.

LEGRAND DU SAULLE. — **Les hystériques,** état physique, état mental, actes insolites, délictueux, criminels, par le docteur LEGRAND DU SAULLE, médecin de la Salpêtrière. Paris, 1883, 1 vol. in-8 de 625 pages.............. 8 fr.

LEYDEN (E.). — **Traité clinique des maladies de la moelle épinière,** par E. LEYDEN, professeur à l'Université de Berlin. Traduit par les docteurs RICHARD et Ch. VIRY. Paris, 1879, 1 vol. gr. in-8 de 850 pages.............. 14 fr.

SIMON (Max.). — **Crimes et délits dans la folie.** Paris, 1886, 1 vol. in-18 jésus de 287 pages............... 2 fr. 50

VOISIN (Aug.). — **Leçons cliniques sur les maladies mentales** et sur les maladies nerveuses. 1883, 1 vol. in-8 de 766 p. avec photographies et figures................... 15 fr.

— **Traité de la paralysie générale des aliénés.** 1879, 1 vol. gr. in-8 de XVI-540 p. avec 15 pl. coloriées, graphiques et fac-similés.................................. 20 fr.